MR
進化論
ゼロ

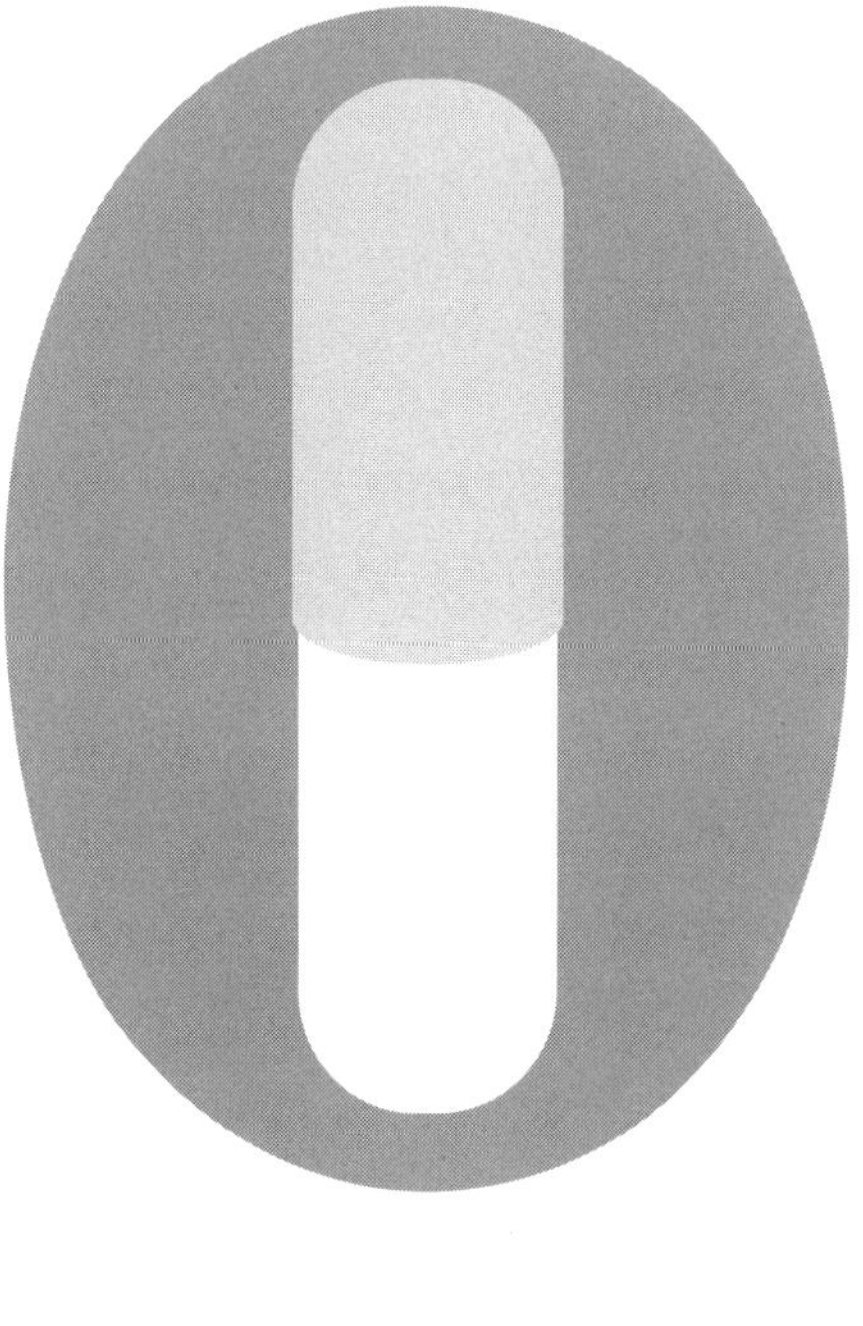

MBA思考は
勝ち組MRへの道標

瀬川 融

はじめに

初めての著書「勝ち組MRになるための条件」の上梓から6年が経ちました。この間、5万人台半ばだったMRは増え続け、直近の調査では6万人を大きく上回りました。他業界からの転職者が増え、MR業務受託企業の躍進が続き、医薬品卸会社MSのMR認定取得者も増えました。このように時代は変わり、「勝ち組」の記載内容に現状と合わない部分が出てきたため、全面的に見直し、「進化論シリーズ」の入門書としてリニューアル出版することになりました。この本が、初心者MRの皆さんや、就職活動でMR職を検討されている学生や社会人の方々の、道しるべの一冊になれば幸いです。

この本にはMRに関する普遍的なトピックスを並べ、読んですぐに活用できるようなヒントをちりばめました。ただしハウツー本ではなく、ものの見かたや考え方を示唆する本になるよう、現場目線で幅広く言及することを心がけました。また、会社の研修ではなかなか教えない、MRのやりがいや信念、働く意義、顧客に与える価値、周りの人々との協働など、ウェットな部分も積極的に取り上げました。読者の皆さんがこの本から新しいなにかを得られ、現状の打開や改善に繋げていただけたらとても嬉しいです。

ところで、マネジメントの父とされるピーター・F・ドラッカー氏は、「21世紀のエグゼクティブは知識労働者となり、仕事をマネジメントしなくてはならない」と述べていらっしゃいます。MRの仕事こそ知識労働であり、MRはマネジメント思考で業務を推進することが求められます。近年は日本でもMBA取得者が増えているにもかかわらず、MBAを修了したMRはまだ僅かです。確かにこれまではM

Rを取り巻く環境が恵まれていたため、スキルアップの必要性は低かったかもしれませんが、行く末を考えると、MR過剰という今の状態がいつまでも続くはずがありません。早晩MRが絞り込まれていく中で、横並びから一歩先んじるためには新たなスキルアップが必要であり、私はマネジメント思考の習得が適当だと考えています。

私のMR経験は豊富とは言えませんが、新人MRとして現場で揉まれたあとMBAコースでマネジメントを学び、再びMRとして現場に戻り、学んだことを実践で試す機会に恵まれました。自身の経験からも、マネジメント思考はMR活動をより充実させるために必要十分なスキルだと確信します。MR職は人々の命と健康への貢献度が高い職業であり、ドクターや薬剤師との情報交換を通じて、病気で苦しんでいる患者さんを助けることができる仕事です。自ら努力して身につけた知識・スキルを活用でき、自分の仕事が他人の役に立っているという誇りを持てる仕事です。このようなMR職の有意義さもお伝えしたいと思います。

最後になりますが、本著を上梓するにあたり医薬経済社の方々にはたいへんお世話になりました。私の意志を形にしていただき、ほんとうにありがとうございます。また、公私でかかわる方々からも、陰に日向に応援していただいており、心から感謝しております。そして私を見守ってくれている親と、傍らで献身的に支えてくれる妻、愛らしい二人の子供たちがいてくれることに、感謝の気持ちで胸がいっぱいです。ありがとう。

2013年　初秋

瀬川　融

目次

第2章　MR活動のキホン

第3章　一歩先を行くヒント……67

第1章
MRの仕事とマネジメント

製薬業界の変化とMRバブル崩壊リスク

日本の製薬業界では2005年に大型合併が相次ぎました。合併によるリストラでMR（Medical Representative：医薬情報担当者）は減ると見込まれましたが、13年になった今日でも各社ともSOV（Share of voice：製品コール数の確保）すなわち人海戦術をMR活動の大黒柱としています。そのためにコ・マーケティング（複数の製薬会社が別々のブランド名で独自に販売する、別商標2社併売型の業務提携）やコ・プロモーション（複数の製薬会社が販売はひとつのブランド名で片方の企業が担当し、販促活動を両社共同で行う、1商標2社共同販促型の業務提携）が花盛りです。製薬会社同士の提携もさることながら、CSO（Contract Sales Organization の略称で、所属するMRは通称コントラクトMRと呼ばれる）も隆盛を続けており、近年は他業界からMRに転職する人が増えています。さらに、医薬品卸会社の営業担当者（MS）のなかにもMR資格を取得する人が増加しています。

ところでパレートの法則：俗に言う「ニッパチの法則」（一般的に、ビジネスにおいて全顧客の2割が売上げの8割を生み出すことのたとえ）はこの業界にもあてはまり、たとえば担当エリアに100件の医療機関があれば、売上げの8割は上位20件でまかなえることがよくあるため、戦略上、より精度の高いターゲティングが重要になります。しかるに、どの会社も同様にターゲティングしますので、同じ施設・同じドクターが選定され、ややもするとMRが一部の施設・ドクターに集中します。待合室にMRが溢れて患者さんに迷惑がかかるという声や、同じ会社から疾患領域別に何人も来なくていいという声が医療機関から上がっています。調査によるとドクター数増加よりもMR数増加のほうが著しいため、M

Rの人数は過剰傾向にあります。

　他方、新薬の発売ペースが落ちた今、どの製薬会社にとっても製品ラインナップの競争激化や収益の柱となっている製品の特許切れによる売上げダウンが避けられません。ジェネリックの台頭、そして国民医療費・薬剤費の高騰を見ても、医薬品に対する国民のニーズが高品質かつ低薬価であることは間違いありません。既に本社機能のスリム化、アウトソーシングがひと段落した今、製薬会社が市場のニーズに応えるためには、従来の品質を保った上での更なるコストダウンが必要です。とすれば、高コスト（人件費）であるMR数減が次の一手となります。企業が合併すると余剰人員を整理するのが通例ですが、製薬業界では異例にも、合併後も人員を留保し続けています。とはいうものの、市場原理、かつITの進化も相まって、遠からずMRのリストラが始まると推測されます。

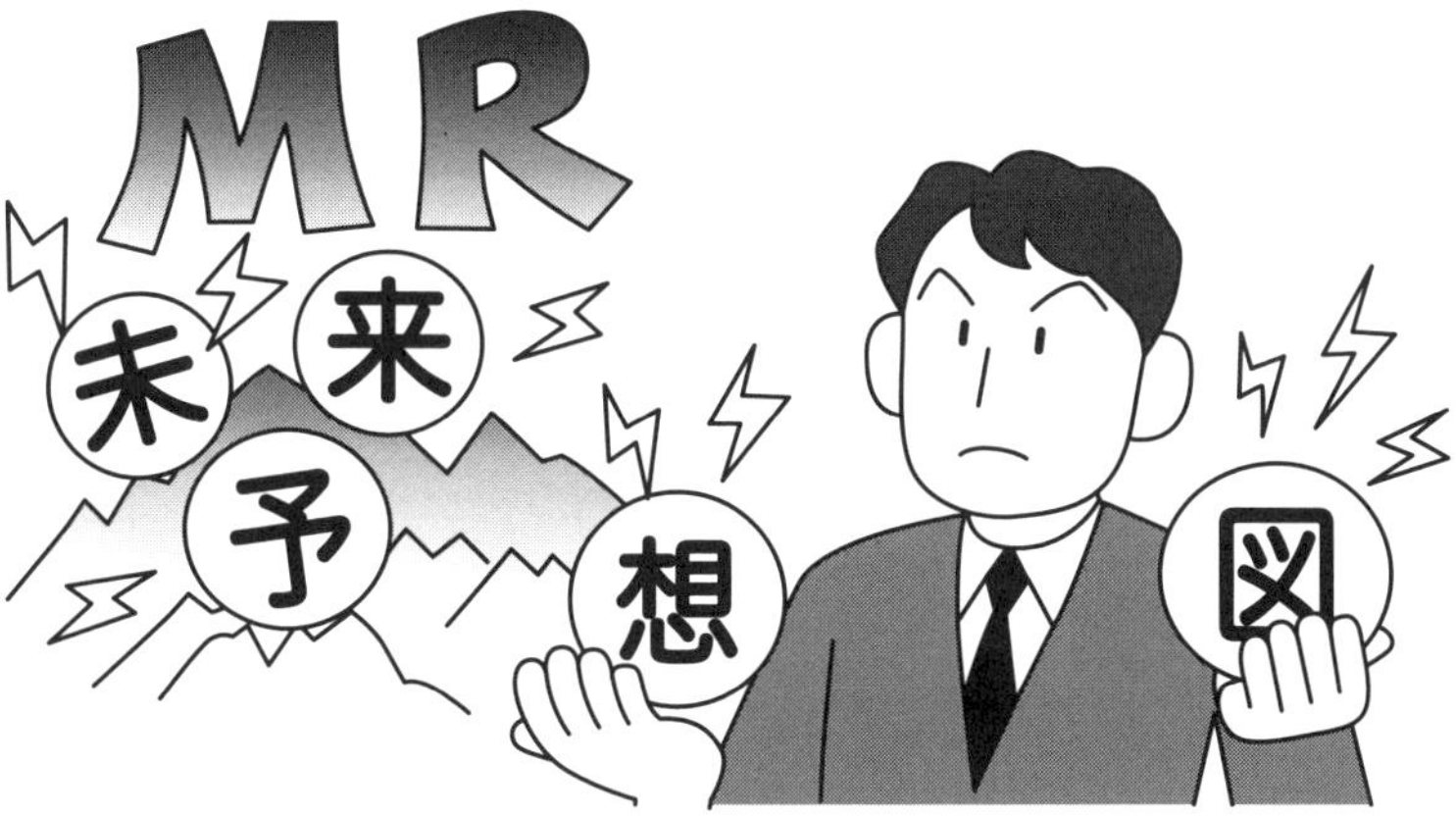

MRはどうあるべきか

MRとは先述の通り医薬情報担当者の略、言い換えれば医薬品情報をマネジメントする人となるでしょうか。ドクターが患者さんに薬を処方する際、適正に使ってもらうことで効果を最大化し、副作用を最小化するための情報を伝え、適正使用を推進しつつ、現場での薬の使用状況を収集・報告するのがミッションです。医薬品を通じた医療の充実への貢献が、MRのとるべき姿です。

ドクターや薬剤師は日々患者さんと向き合い、必要に応じて薬を処方します。体調がすぐれず辛い思いで来院している患者さんの中には、藁にもすがる思いで薬をもらっている人もいるでしょう。薬は万人に同じ効果を発揮することはなく、人によって合う薬、合わない薬があります。MRは担当する医薬品がどのような患者さんに適しているのか、どのような有効性と副作用があるのかを熟知し、それをドクターや薬剤師に伝えることで患者さんの役に立つことができます。ドクターとて、すべての薬のことを熟知しているわけではありません。一方、薬剤師は薬の知識はあっても疾病に関しての知識は取るに足りません。だからここにMRの存在意義があるのです。

たとえ文系で薬剤師の免許を持たないMRでも、担当製品に関しては薬剤師よりも薬剤学的、薬理学的に幅広い知識を持ち、いつでも顧客の疑問を解消できるよう研鑽を続けなければなりません。副作用の無い薬はなく、情報がなければ医薬品は毒にもなりえます。正確な情報があれば、たった一錠で人の命を救うことができるのが薬です。たとえば有事の際、ドクターも薬剤師も不在で、目の前の病んだ患者さんが薬を手に飲もうか飲むまいか迷っているとき、皆さんがその薬がどのような薬かを知っていて、患者さんに情報を伝えられることができればたいへん感謝されるでしょう。薬は情報と一緒となった時に初めて価値を生み出します。その情報を持っているのがMRであり、MRは情報のメッセンジャーであるべきだと思います。

MRの給料の大部分は人々の税金で賄われていることをゆめゆめ忘れず、人々の命と健康のために貢献することが期待されています。

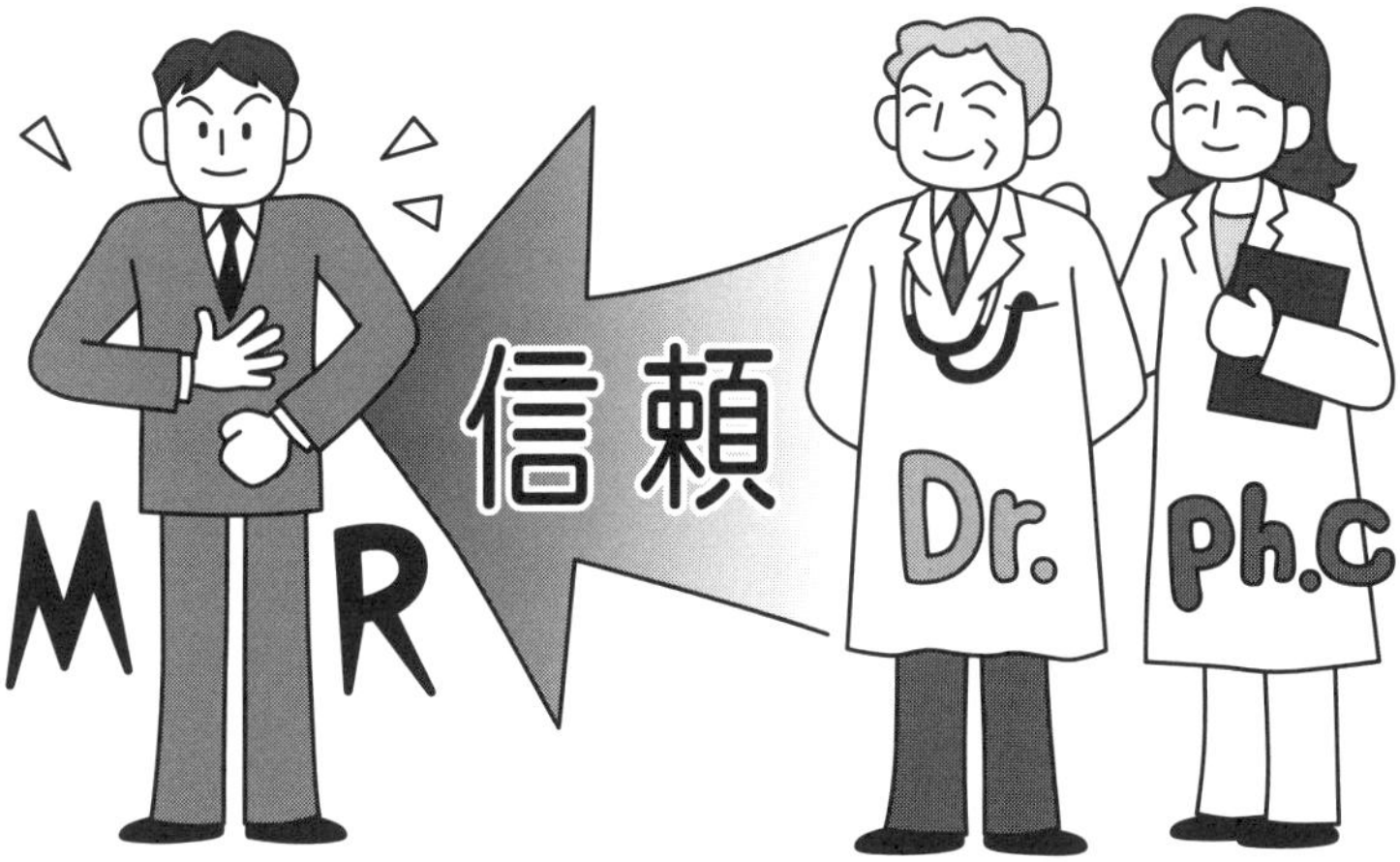

ＭＲの理想像

欧米ではＭＲの社会的地位は高く、医療の一端を担う者としてパートナーの地位を確立しています。たとえば、米国のＭＲが定期的に病院を訪問するとき、訪問日になると院内ではドクターがＭＲから情報を集めようと、診療の合間に話を聞きに集まるそうです。これは日本では見られない光景です。日本ではＭＲからドクターへ情報を伝えるスタイルが主であり、ドクターから積極的にディスカッションを求められることは少ないのですが、海外ではＭＲは医薬品のプロフェッショナルとして認知され、ドクターとディスカッションしながら医薬情報を提供しています。

このように、医療現場において薬の専門家としてドクターや薬剤師から情報提供を求められ、対等にディスカッションできるようになるのがＭＲの理想像です。そのためにはＭＲ自身のスキルアップはもちろんのこと、業界の改善・成長が欠かせません。ドクターや医療従事者にも正面からＭＲと向き合うことが求められます。

近年、製薬企業は製品研修のみならずＭＲの資質向上に関する研修に力を入れており、製品や疾患の知識だけではなくプレゼンテーションスキルやロジカルシンキングスキルなど、ドクターとの充実した会話に必要なスキルの習得に力を入れています。日本は米国から10年遅れているといわれますが、商習慣の違い、日本独特の国民性、長かったプロパー時代の印象が足かせとなっている中で早急にＭＲの地位を上げていかねばならないと思います。そのためにはＭＲ個々人の努力と進化が欠かせません。

倫理やコンプライアンスの徹底も不可欠です。人々の命や健康に関わる薬を扱う製薬企業にはとりわけ高い倫理性が求められており、各種法律やルールでその活動が厳しく取り決められています。しかし何重ものチェックを掻い潜って出てくる不祥事が絶えません。積み上げた信頼は一夜にして崩れることを肝に銘じ、行動には十分注意することが必要です。他業界から転職してきた人は特に、法令遵守に気を配りましょう。

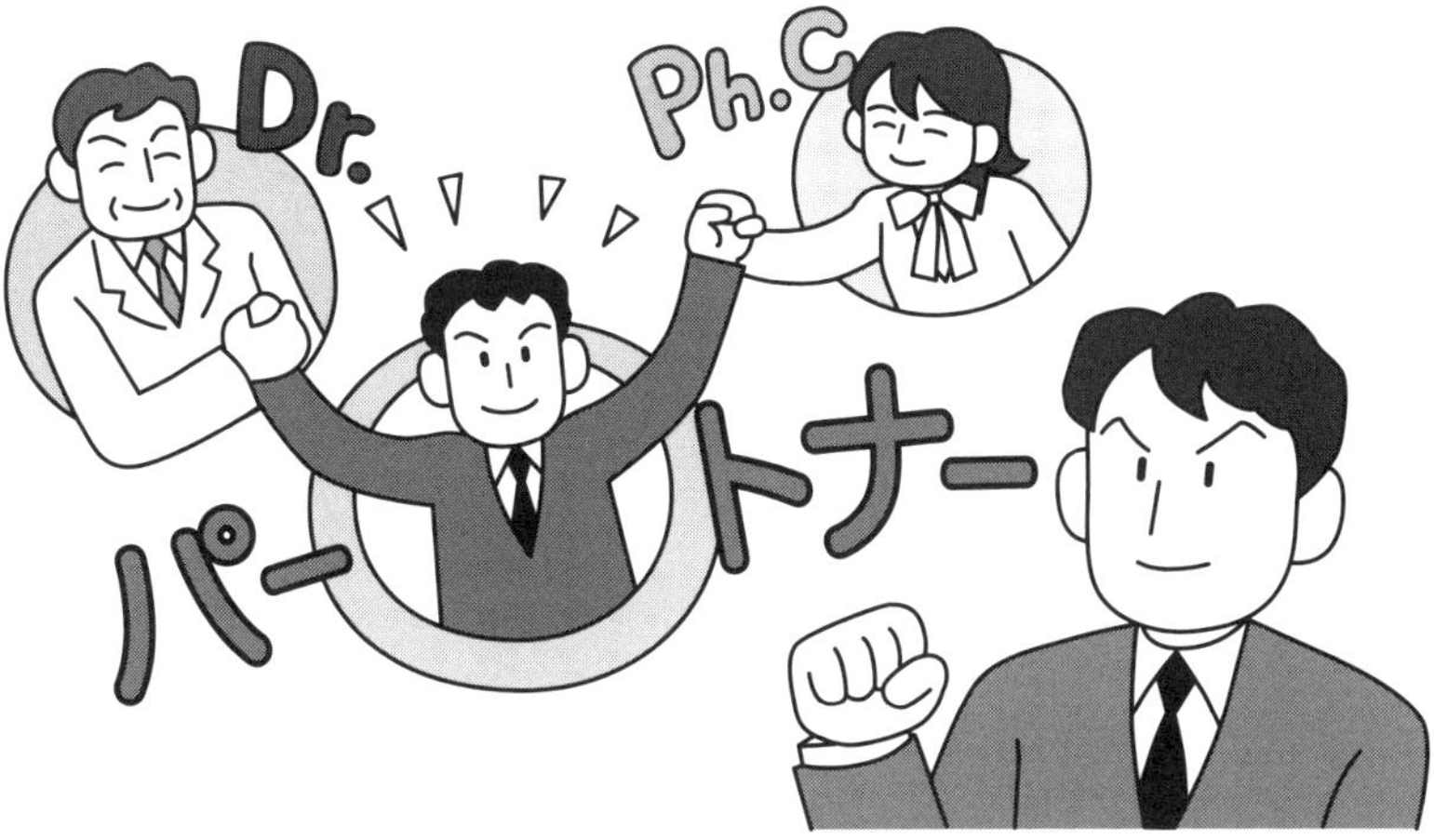

MRのやりがいとは

仕事のやりがいは人それぞれ異なることを前提に、著者が考えるMRのやりがいについて考えてみたいと思います。MRが扱う薬の直接の受益者は患者さんですが、MRは患者さんと直接触れ合うことはなく、ドクターや薬剤師を通じて患者さんに薬を届けています。薬がどのように患者さんの役に立ったかは、家族や友人でもなければドクターや薬剤師を通じてしか知り得ません。だからこそドクターや薬剤師から「あの薬、効いたよ」という言葉をいただくととても嬉しくなります。薬は患者さんを病から解放するものであり、自分の勧めた薬がドクターのニーズに合致し患者さんに処方され、治療に役立てたと聞いたときはMR冥利に尽きるものです。病が重く、薬の貢献度が高いほどその喜びは増します。

また、ドクターや薬剤師はMRの夢を叶える媒介者で、日々たいへん多忙な生活を送っています。MRが自身の活動でドクターや薬剤師の助けになることができた時も、やりがいを感じることができます。貢献の仕方は様々ですが、日々の訪問、製品説明会、講演会、勉強会などを通じて薬の適正使用を推進し、一人でも多くの患者さんに役立つことで自身の存在意義を感じることができます。MRのやりがいを感じることができるチャンスは、ドクターや薬剤師と対話を重ねる回数に比例して訪れると思います。

一方で、会社はMRに売上げ増や地域でのシェアアップを求めるため、誰でも理想と現実のギャップを感じ、戸惑いを覚えるものです。上司から「今月の目標達成まで、あと○○万円足りないから売ってきて」と言われると、多くの製薬企業が掲げる「患者さんのために」という美しいビジョンが霞んできます。もちろん製薬会社は営利企業ですから利益追求は仕方ないのですが、誰しもそのジレンマに一度は悩むといわれます。ここでMRのあるべき道や理想像を心の支えにして、迷いを断ち切れる人こそMRに向いているのでしょう。そうでなければ、MRとしてやりがいを感じ続けるのは難しいかもしれません。

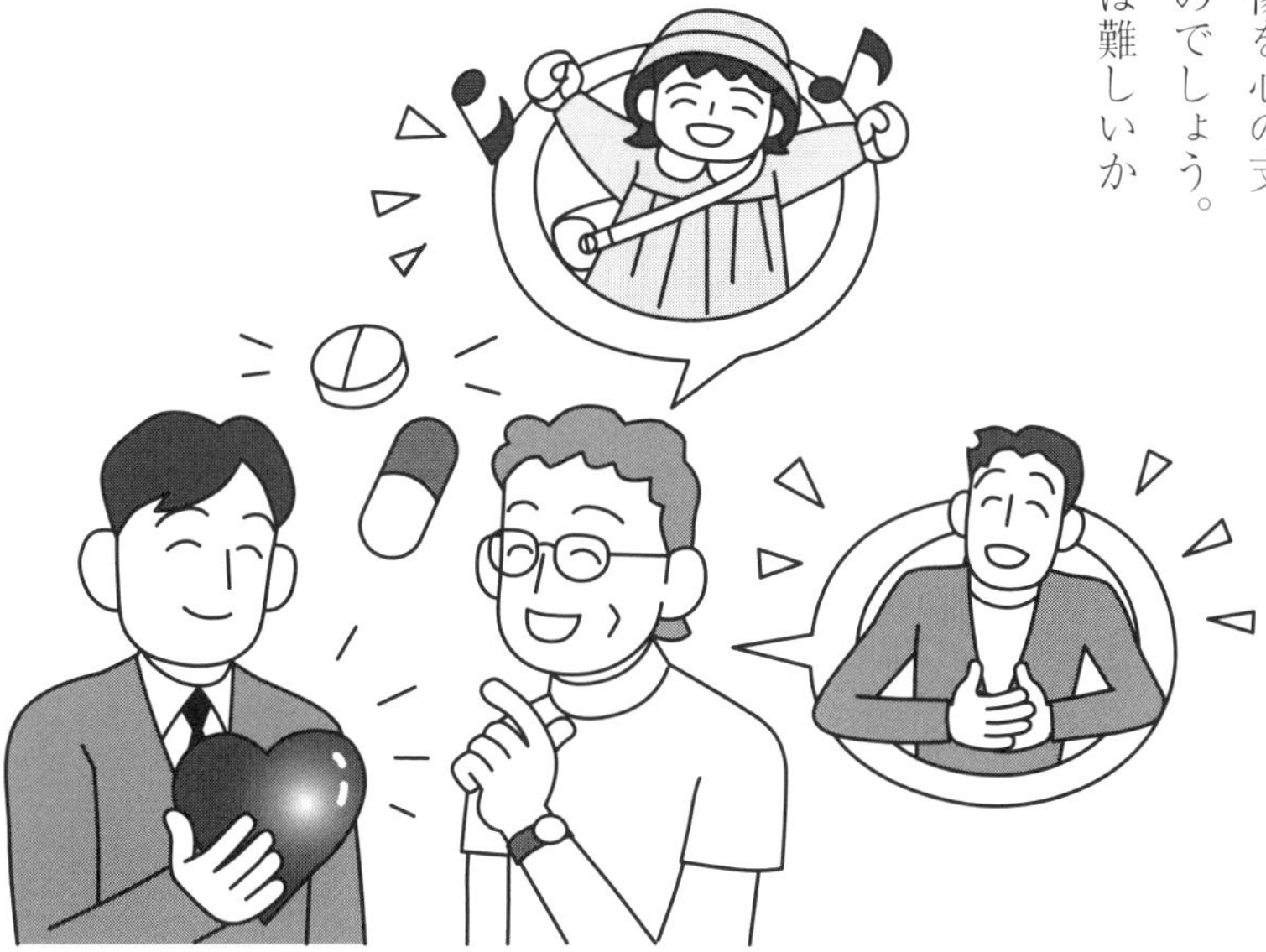

MRとしてどこで働くか

MR認定資格の門戸が広がり、MRとして働く機会が今まで以上に多くなりました。大まかに分類し、それぞれの特徴を考えてみましょう。

所属する組織は大きく3つ……製薬会社、CSO（MR派遣およびMR業務受託企業）、医薬品卸会社があります。現在は製薬会社に所属しているMRが殆どですが、今後の製薬会社の判断ひとつで、CSOや卸会社の活用が進むと予想されます。

製薬会社：

自社製品の営業員として勤めるケースです。正社員のため基本的に全国勤務です。大部分は新卒入社ですが、中途採用で入社するチャンスもあります。

CSO：

コントラクトMRとして、CSOと契約した製薬会社に派遣され、契約期間だけMR活動を行います。担当する疾患／製品限定や勤務地限定など、多様な働き方が望めます。

医薬品卸会社：

メディセオではMSにMR認定資格を取得させ、AR（Assist Representatives）としてMRをアシストする、新しく生まれた働き方もあります。

製薬会社を内資系と外資系、規模の大小、新薬かジェネリック薬かで分類してみましょう。

内資系と外資系：キャリアパスの項（18ページ）で詳しく触れますが、決定的に異なるのは、内資系は日本がグローバル本社である一方、外資系は販社だということです。また、一般的に内資系のほうが、印象や評価が高めです。研修体制も内資系のほうが充実しており愛社精神が育まれているようです。

規模の大小：製薬会社が擁するMR数は数十人から何千人と幅広く、同じMR職でも会社によって職場環境や待遇が大きく異なります。一般的に日本全国をカバーするには700人の営業員でカバーできるといわれているように、MR数700人前後の中規模製薬会社は適度な人員配置ができていると思います。MR数が多い会社はダブついている感が大きく、中規模会社がひとりで担当しているエリアを大規模会社は3人で分担していることもあります。

新薬かジェネリック薬か：現在は新薬を担当するMRが大多数を占めていますが　いずれ長期収載品やジェネリック薬を扱うMRが増えてくるでしょう。新薬を担当し続けるには継続した知識習得が欠かせない一方で、長期収載品やジェネリック薬は新しい情報以外の価値を見つける必要に迫られます。

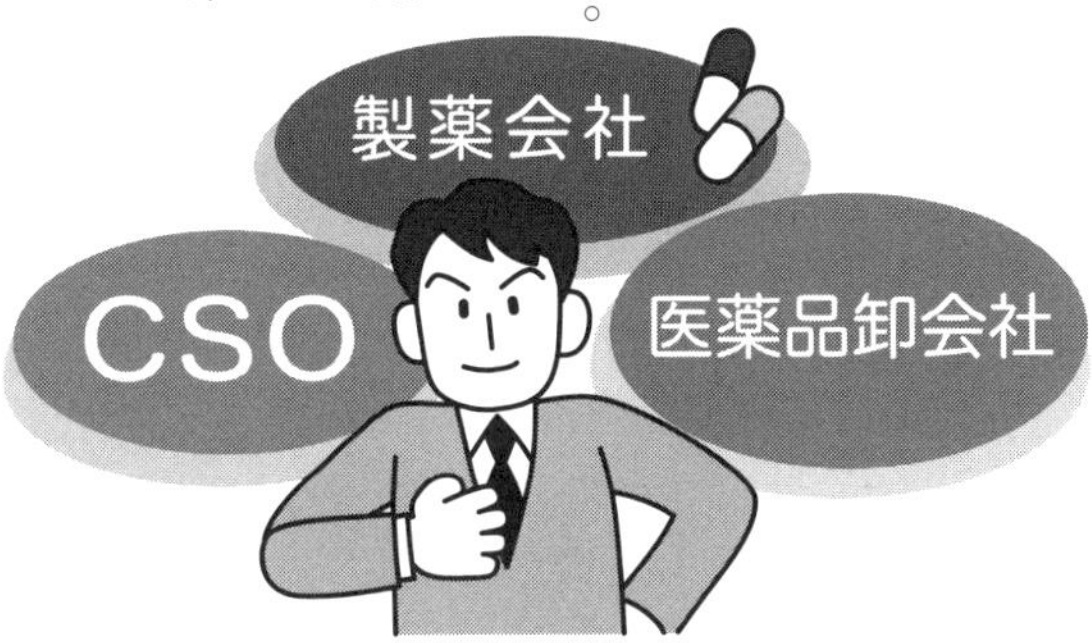

MRのキャリアパス

ＭＲのキャリアパスは、どの会社でＭＲをするかによって大きく変わってきます。ここでは製薬会社とＣＳＯのケースを考えましょう。

製薬会社：

新卒の営業職で製薬会社に入るとＭＲからキャリアがスタートしますが、ほとんどの社員はＭＲとして退職の日を迎えます。ローテーションを設定している会社ではＭＲから営業企画やマーケティング、特約店窓口など営業部門内で異動し、再びＭＲや営業所長として現場に戻っていきます。開発部門や研究部門、人事・広報など管理部門への異動は少なく、特に外資系は中途採用で補充するケースが多いため、ＭＲから他部門への異動は殆どありません。

会社内でのキャリアパスを考えると、グローバル本社が日本にある内資系のほうが、外資系よりもずっとたくさんのチャンスがあります。ＭＲとしてキャリアを積み、海外支社でマネジメントを行うことも夢ではありません。外資系は販社のため業務のアウトソーシングが加速しており、中途採用が多く人の入れ替わりも激しいのですが、その分さまざまな人と切磋琢磨できる機会が多いと思います。

製薬会社のＭＲの転職先としては競合他社が最も多く、薬剤師の免許を活かして得意先の医療機関や調剤薬局に転職することもあります。また、私事で全国転勤人生を歩むことができなくなり、ＣＳＯに転職して希望勤務地でＭＲを続けるケースもあります。

CSO：

異業種からMRに転職しようとするときは、製薬会社よりCSOのほうが敷居が低くなっています。CSOで研修してMR資格を取り、派遣先の製薬会社で成績を残せば、契約終了後に製薬会社に入社することもできます。

CSO-MR（コントラクトMR）の大きな利点は、自分で勤務先や担当疾患を選べるため、製薬会社のMRよりも知識と経験を早く身につけることができることです。製薬会社のコントラクトMR採用は、諸外国のように今後増えてくると予想されています。疾患限定や地域限定など多様な働き方・キャリアの積み方が可能なため、スペシャリストMRとして生きていくことができるでしょう。スペシャリストとして貴重な人材になれば、製薬会社からのオファーが増えると思います。

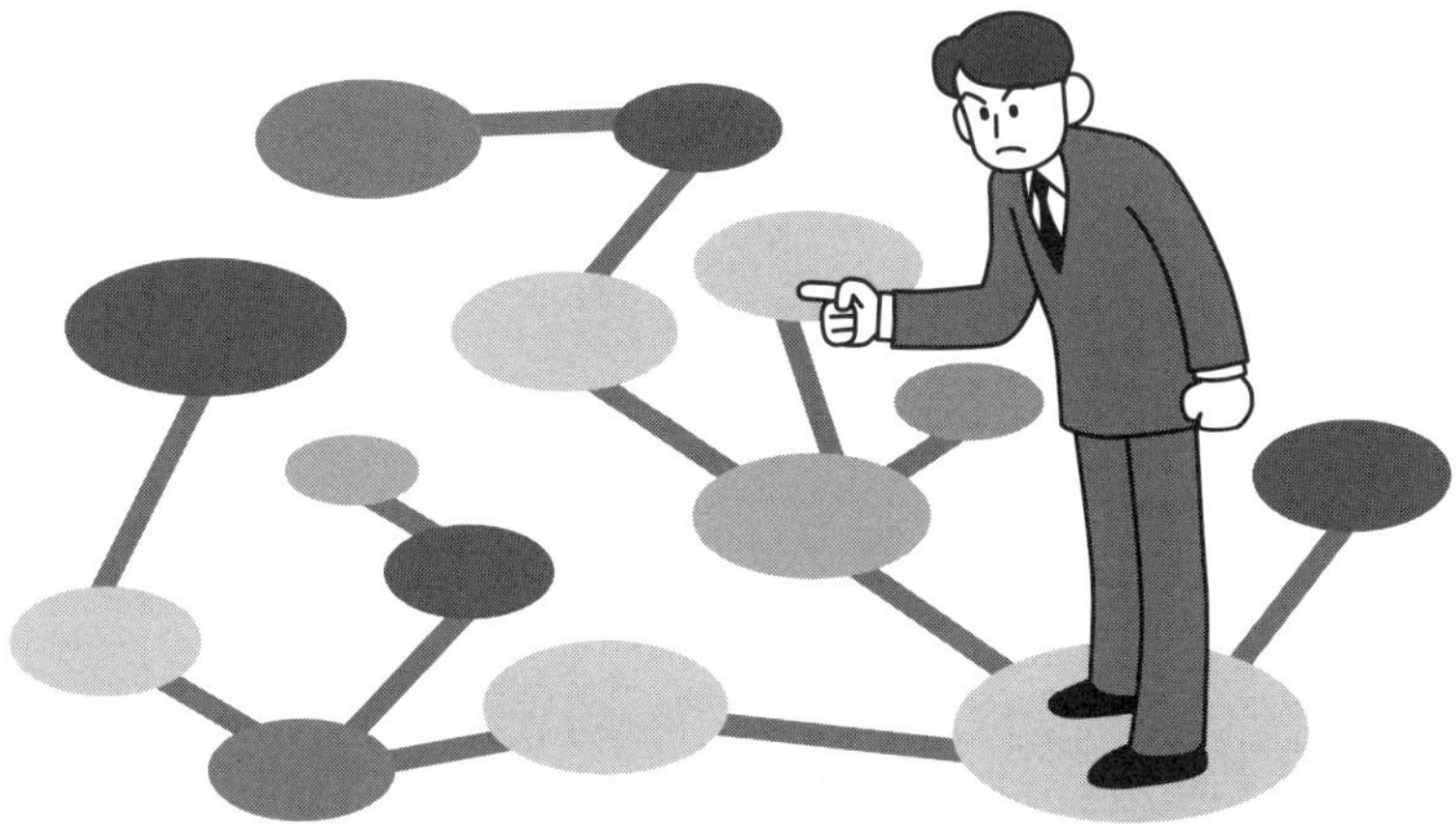

MBAコースとマネジメント

マネジメントと聞いてみなさんは何を想像されるでしょうか。聞いたことはあるけれども詳しくは知らない、なんだか難しそう、自分には関係ない、と感じられる方が多いかもしれません。マネジメントといえば、いろいろな意味があると思いますが、本著ではMBAコースで学ぶ一連の理論や考え方の総称とします。MBAとはMaster of Business Administration の略で、日本語では主に経営学修士と訳されます。経営学とは簡単にいえば「経営者としてビジネスを成長させていくために助けとなる学問」です。ビジネスマンがMBAのスキルを日々の業務から習得しようとすると何年もかかります。MBAで学ぶおもな科目は、ストラテジィ、マーケティング、アカウンティング、ファイナンス、オーガニゼーションビヘイビア、アントレプレナーシップ、オペレーションマネジメント、コーポレートエシックス、ネゴシエーション、そしてインフォメーション&テクノロジーなど、経営で必要なスキルは多岐に渡っています。

会社人生でこれだけのスキルを学ぶのはたいへんですが、MBAコースでは通常2年間で一連の科目を網羅し、経営におけるいかなる局面でも判断が下せるよう、その道の専門家の話が分かるようなビジネスマンに育てあげることをめざしています。つまりMBAを学んだ人が持つ思考回路を身につければ、年齢や経験に関わらず同じ土俵で戦うことができるのです。本著ではMBAコースで学ぶマネジメントのエッセンスから、MRとしてこれだけ知っていれば大丈夫というものを厳選し、具体的なMR活動を例示しながら説明していきます。

日本でもMBAコースで学ぶ習慣が根付き、いまではたくさんの教育機関がマネジメントをビジネスマンに教えています。日本ではMBAを取得したMRはごく少数ですが、欧米では数多くのMRがマネジメントを学び、業務に活かしているように、MRが業務効率を上げて成果を出すためには、マネジメントの考え方を身につけることが近道です。マネジメントを基にした思考回路ができあがると、物事を高い視点から客観的に眺め、体系的に業務を進めることができますので、仕事への満足感が増し、業務効率が上がり、結果的に売上げ増につなげることが期待できます。

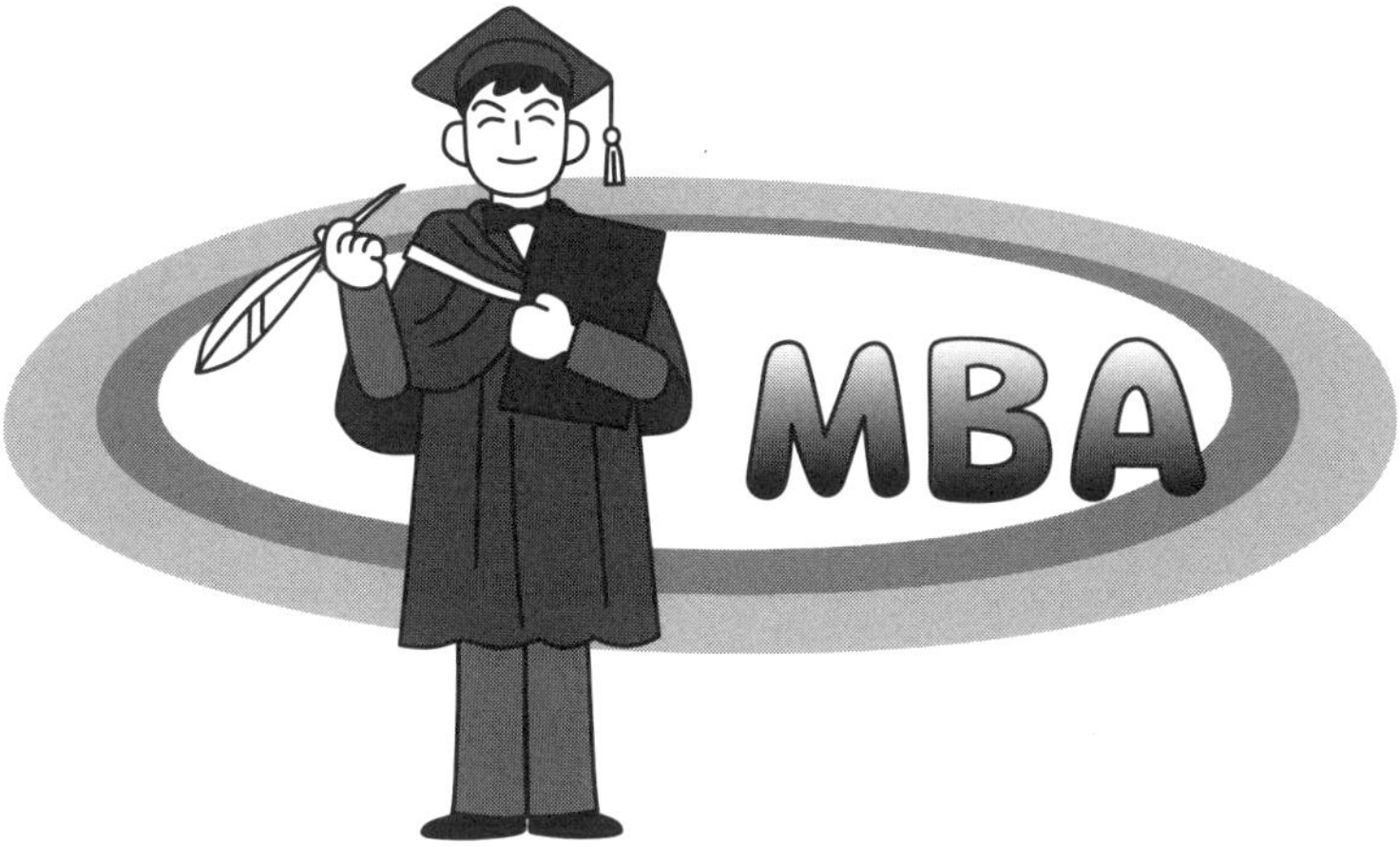

なぜMRはマネジメントを学ぶべきなのか

ＭＲという職業は一般的な企業の営業職とは異なるところがあります。ＭＲは顧客と売買契約を結ばず、金銭のやり取りもしない営業職です。また、多くの企業は製品やサービスを販売し対価として得たお金が社員の給料になりますが、医療用医薬品を販売する製薬企業の給料の大部分は国民の税金で賄われており、給料の面からみると製薬企業は公務員のようなものです。そしてＭＲの主な顧客はドクターや薬剤師などインテリジェンスの高い専門職です。この特異的な環境のためか、諸外国のＭＲの多くは大学院やＭＢＡを修了しており、ＭＲ職がキャリアアップのひとつとして捉えられています。

翻って日本でも近年は高学歴のＭＲが増えており、本社には大学院卒やＭＢＡホルダーが増えてきました。各社はマネジメント理論に基づいた組織的な活動を繰り広げていますが、現実は本社が期待するほど現場の末端まで戦略や戦術が行き届いていません、だからこそＭＲ個々人がマネジメントを学べば、エリアで頭一つ抜け出す余地があるのです。

いずれＭＲは生き残りを賭けたサバイバルな時代に突入します。勝ち残るためには顧客のニーズに基づき薬物治療方針についてディスカッションできるＭＲとして、存在価値ある医療パートナーへと進化しなくてはなりません。進化のためには学習が不可欠ですが、製品知識をはじめ学ばなくてはならないことが多いＭＲが優先して学ぶべきものがマネジメントの考え方だと思います。マネジメントの理論を学び、実践の場に落としこみ試行錯誤を繰り返すことで大きな成果が期待できます。

欧米の製薬企業の中にはＭＲに補助金を出してＭＢＡコースに派遣している会社もあります。日本でも夜間大学や通信講座、各種の本を通じてマネジメントを学ぶことができます。ＭＲは医療機関における自社製品の窓口であり責任者です。担当エリアの市場を把握し、ビジネスプランを立案しつつ、顧客と健全なコミュニケーションを構築すること、そして自社製品の適正使用における情報収集／提供を行うことがおもな業務のため、マネジメント理論を実践に活用しやすい職種だと思います。マネジメントを学ぶＭＲの数が少ない今だからこそ、体得すれば差別化の武器となります。著者はＭＢＡ修了前も修了後もＭＲをしておりましたが、取得前後で人生設計や仕事に対する考え方、仕事の進め方などが大きく変わりました。社内外のステークホルダー（利害関係者）とのコミュニケーションが良くなり、仕事のやりがいが増し、成果もあがりました。ぜひ読者の皆さんにも同じ体験をしていただければ嬉しいです。

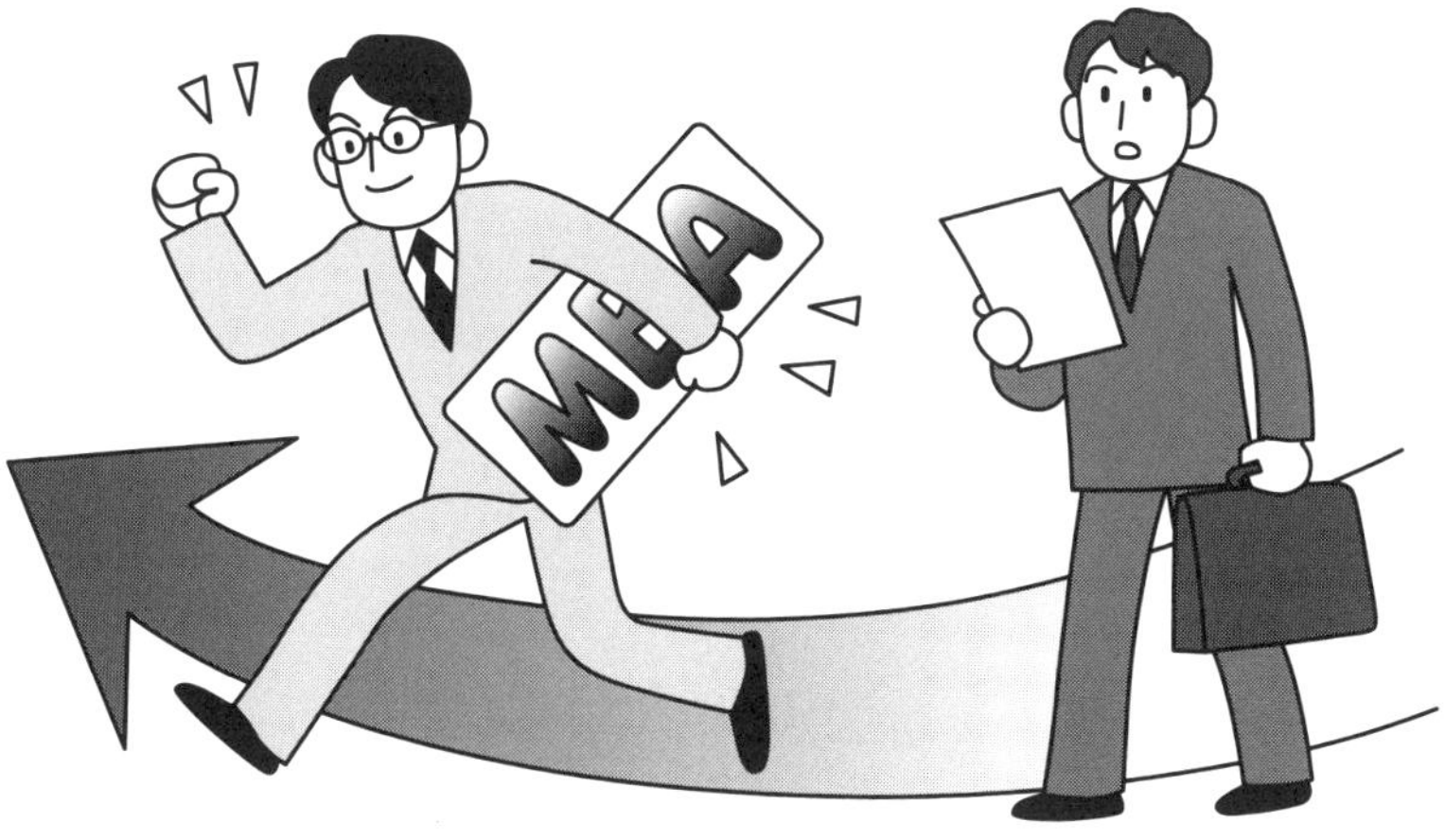

マネジメント思考でMR活動はどう変わるか

それではマネジメント思考が身につくとMR活動はどう変わるのでしょうか。成長著しい新人MRのAさんのケースを例示します。

売上げ目標達成以外に、MRとして何をめざして仕事をすればいいのかわかりませんでした

▼

自ら設定したビジョンの達成に向け、いまどのような仕事をすべきなのか、自分のキャリアの羅針盤を作りました

自分はどのようなMRになりたいのか、漠然としていました

▼

自分がいまMRをしている理由、こうなりたいというビジョンを人に語れるようになり自信がつきました

担当エリアをどのように分析すればいいのかわからず、会社任せでした

▼

自分で各種データを活用して担当エリアを分析し、担当先を優先順位づけできました

ターゲットドクターそれぞれに対して、一律な活動をするのが精一杯でした

▼

ターゲットドクターごとに戦術を設定し、相手に応じた活動を展開しています

説明会やアンケートなど、会社の指示に応じるのでいっぱいいっぱいでした

▼

自分が定めた目標達成を助けるツールとして、会社のアクションを自分なりに活用しています

会社の中での自分、社会の中での自分の位置付けがわからず不安でした

自分と会社、自分と社会の関係をどのように考えればいいのかわかります

自分のキャリアについて明確な考えを持つ余裕がありませんでした

自分の商品価値やキャリア形成について考えています

ときどき上司の指示の意味がわからず、言われるまま受け身になっていました

上司や本社の指示の背景と意味がよく理解でき、納得して日々の行動に落とし込みやすくなりました

どうしたら目標を達成できるか…がむしゃらに「がんばる」しか思い浮かびませんでした

目標達成の障害やしなくてはならないことがわかり、その道筋が見えるようになりました

会社の戦略や上司の言葉、理不尽な出来事でやる気がなくなることがよくありました

落ち込むことはありますが速やかに復活し、自分で自分をモチベートできるようになりました

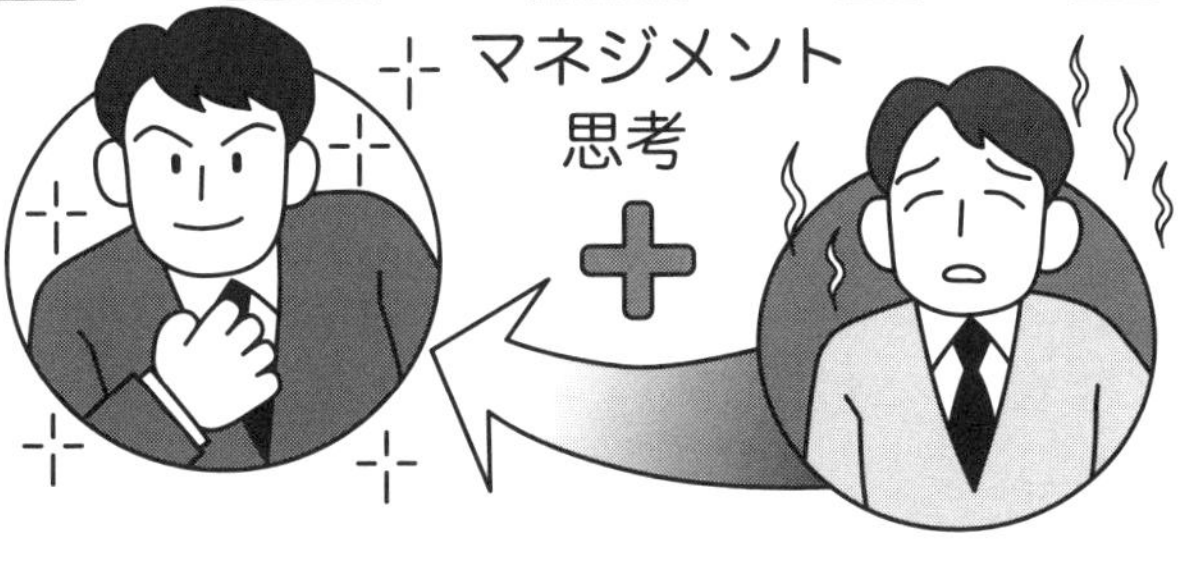

皆さんがこの本でマネジメントの思考回路を身につけ、このほかにもたくさんのメリットを得られることを期待しています。

ビジョン設定

ビジョンとはめざすべき方向を表したものです。MRとして将来に向け「何をすべきなのか」「何をしたいのか」を設定します。

MRのおもな任務は医薬品の適正使用情報の収集と提供です。医薬品は効果と副作用を併せ持ち、薬にも毒にも成りえます。薬は服用回数や服用時間など、用法用量に従って服用することではじめて、効果の最大化と副作用の最小化を図れます。つまり医薬品とその情報は常に一緒にしておく必要があり、ここにMRが介在する意義があります。

MRとしてのビジョンを考える際、患者さんのためになりたいでもよし、社会に貢献したいでもよし、優れた製品を多くのドクターに届けたいでも、地域や会社でナンバーワンMRになりたいでも、なんでも良いと思います。自分がなぜMRをやるのかを自問し、会社のビジョンとは別に、自分自身のビジョンを定めましょう。このビジョンがMRとして仕事を進めていく上での支えとなり、拠り所となります。

具体的には、たとえば皆さんが「医療従事者が自分を必要とした時に即応できるMRをめざす」「ニーズに応じて的確なコンサルテーションができるMRになる」というビジョンを設定したとしましょう。このビジョンはMR活動の土台となり、迷いが生じたときに戻る所となります。何しろMRの相手はその道の専門家です。誰しもMRを始めて数年くらいは、自分も専門家にならねば受け入れてもらえないと感じ、必死に勉強します。しかし数年程度の勉強量では太刀打ちできず、「こんな体たらくでいいのか」とか「自分の存在意義はあるのか」などと悩むものです。いくら製品や疾患の知識が豊富でも、ドクターや薬剤師に聞く耳を持っていただけず、披露する機会がなければ宝の持ち腐れになってしまう……だから人間力を上げることも必要だと痛感するものです。思い悩む中で心の支えになるのは『志＝ビジョン』なので、普段からきちんと考え心に留めておくことが大切だと思います。

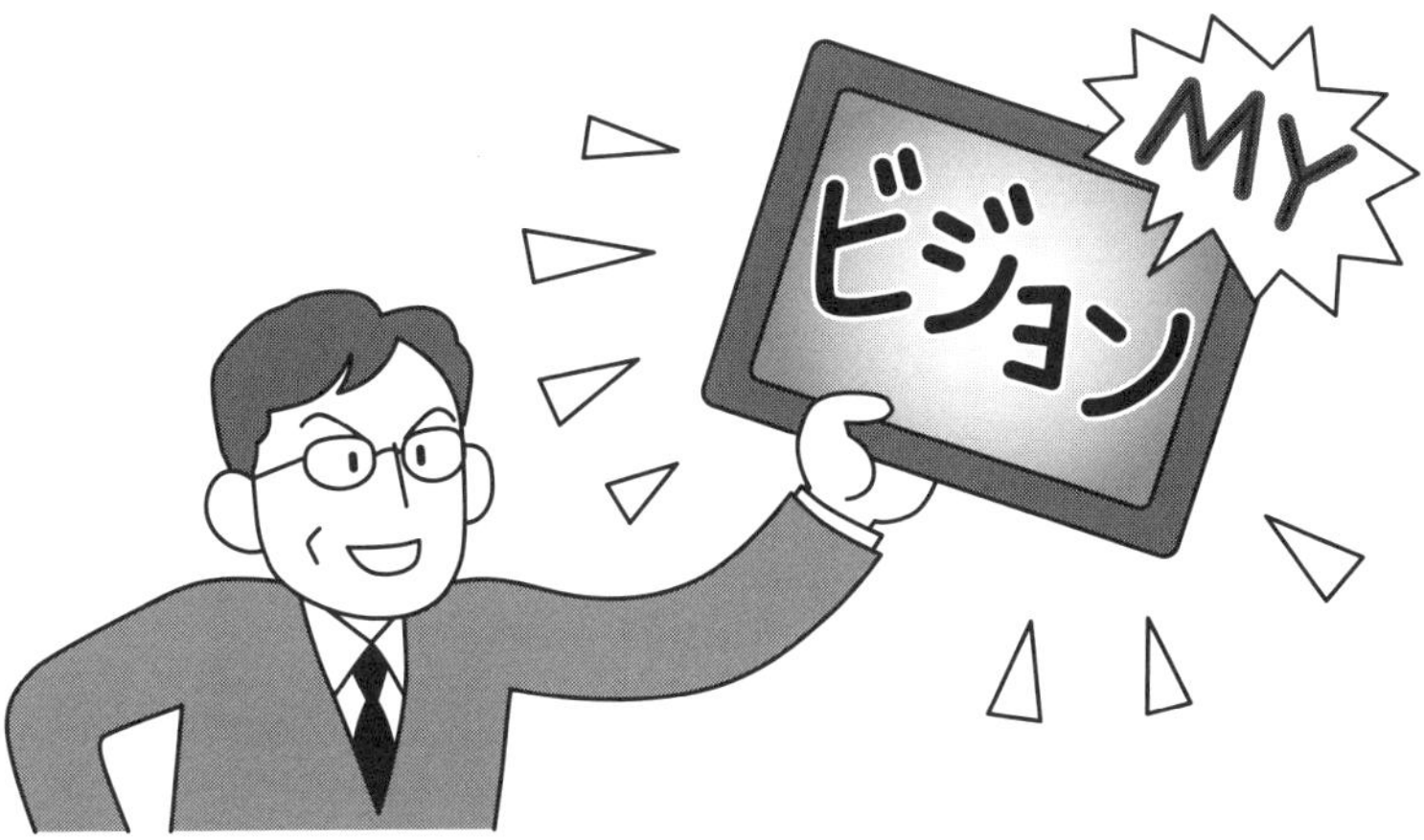

SWOT（スウォット）分析

戦略と名のつくものはたくさんありますが、大きくわけて次の3つに集約されます。それは米国ハーバード大学のマイケル・ポーター教授が提唱する基本戦略すなわち①差別化②コストの優位性③集中（ターゲティング）です。近年クローズアップされているSFE（Sales Force Effectiveness：営業競争力強化、MR生産性向上）は、①差別化と③集中戦略を合わせて展開したもので、ターゲティング、訪問頻度の最適化、メッセージの質の向上などについて論じています。

かつてはMRが卸MSと協働し、納入価の優位性を武器にする戦略（②コスト戦略）を展開した時代もありましたが、いまではほとんどなくなりました。そして、③集中戦略すなわちターゲティングした医療機関で、ドクターから他社製品・他社MRと①差別化されることが、MRの皆さんが採る基本戦略になります。この考え方がストラテジィやマーケティングの柱となり、マネジメント思考の根底になります。あとでご紹介するアクションプランの企画運営時にも、この考え方が適用されます。

SWOT（スウォット）分析は、戦略立案時に使われている分析手法のひとつです。自分が置かれている環境を俯瞰し、目標達成するための道筋を浮き上がらせるのに役立ちます。S（strengths）は「強み」、W（weaknesses）は「弱み」、O（opportunities）は「機会」、T（threats）は「脅威」を示します。

分析を始める前に、まず「目標」を定めます（たとえば○○病院での売上げを倍にする、など）。そして漢字の「田」の字のように、2×2で四角を4つ合わせた表を作ります。次に4つの四角それぞれに、先に設定した「目標」に対する「強み」「弱み」「機会」「脅威」を書き入れていきます。「強み」とは目標達成に貢献する組織（個人）の特質、「弱み」とは目標達成の障害となる組織（個人）の特質、「機会」とは目標達成に貢献する外部の特質、そして「脅威」とは目標達成の障害となる外部の特質のことです。

強み（S）と機会（O）を見比べることで攻めの戦略を導くことができます。たとえば「○○病院では来月薬剤の見直しが行われる（機会）ので、競合製品より優れている点（強み）を薬剤部に訴求する説明会を今月企画する」という戦略が立案できます。ちなみに弱み（W）と脅威（T）からは改善すべき項目を炙り出すことができますが、まずは全体を俯瞰しつつ、強みを活かして機会を成果に結びつける戦略を優先することをお勧めします。

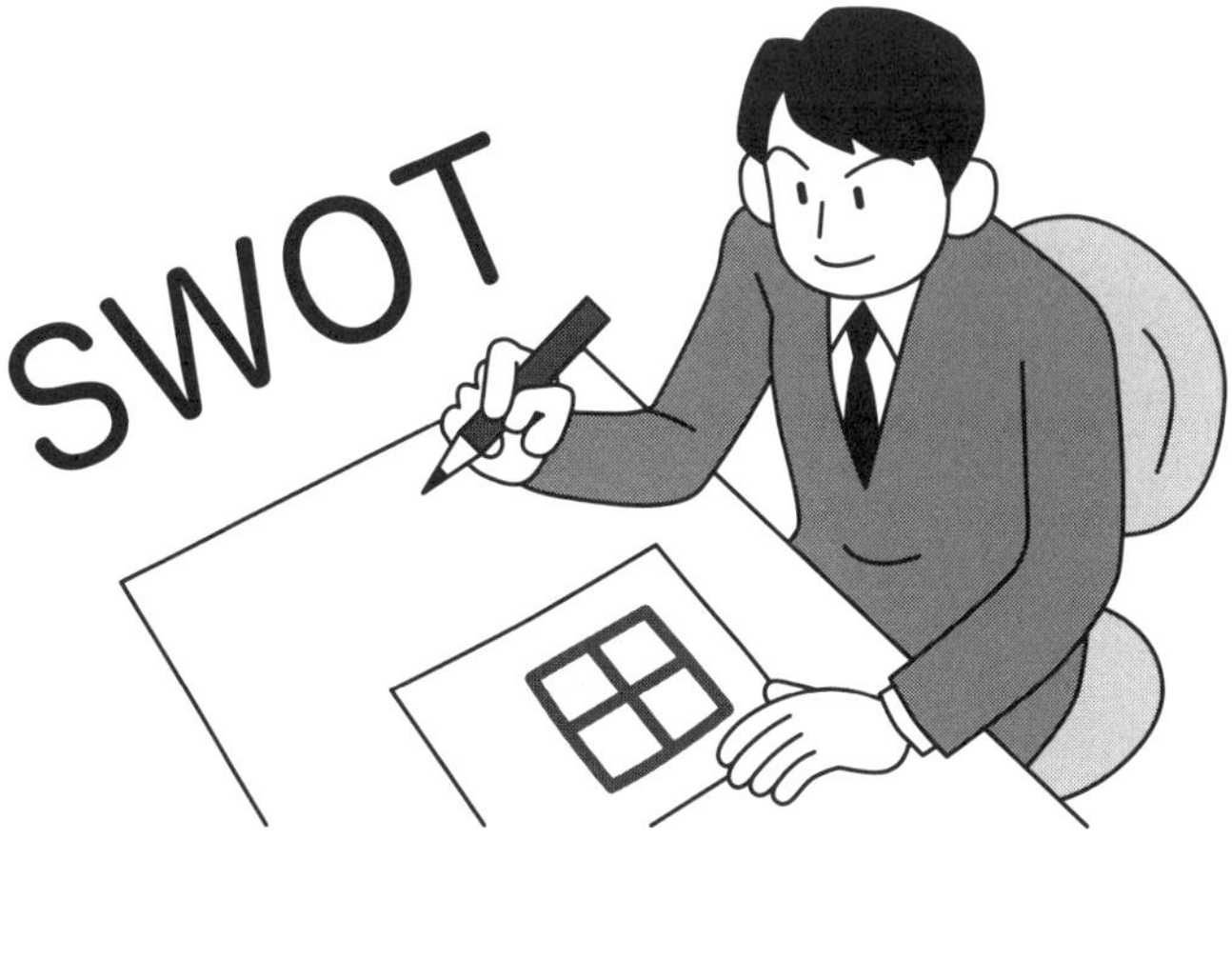

ターゲティング

全医療機関からデータに基づき施設や面会するドクターを選ぶ作業を「ターゲティング」といいます。なぜターゲティングを行ったほうがいいのでしょうか。売上げを増やすには、患者が多い施設や今後処方増が見込まれる施設を優先して訪問したほうが、当然効率が良いからです。調査によると、ドクターが処方を変えるきっかけとなるＭＲの訪問回数は、診療所開業医で月４回、病院勤務医で月12回と言われます。何百とある訪問先すべてを４回もしくは12回訪問するのは難しいと思います。ですから訪問先を絞り込み、成果が見込める必要十分な訪問回数を維持し、宣伝活動の効率を最大化させることが大切なのです。

ターゲティング作業は、本社が全国一括でデータ分析し、各営業現場に訪問先を指示する流れが主流です。しかし、与えられたターゲット先が相応しいかどうかの検証は担当ＭＲしかできません。本社の情報はあくまでもデータから機械的に弾き出しただけなので、決して鵜呑みにせず、自分の目と足で正しい情報を把握し、場合によっては修正することも肝要です。ターゲット先はおおむね競合他社と同じになることも、正誤の判断材料のひとつになるでしょう。

ターゲティングをする際に気を付けたいのは、生活習慣病関連のいわゆるプライマリーケア領域では、標榜科にかかわらずさまざまな薬が処方されることです。たとえば降圧剤や糖尿病薬は、内科だけではなく他科でも処方されます。また、考慮しなくてはならないもうひとつの要素が人口動態です。人口が増えている地区にある医療機関は新規患者が増える可能性が高くなりますし、過疎化が進んでいる地区では患者が減少していくかもしれません。将来にわたり順調に患者が増えると予想される施設をターゲティングするような、長い目で見た戦略立案が求められます。

なお、新しくターゲットに設定した施設は当初3ヵ月間の訪問を計画してみましょう。たとえば最初の4回はコミュニケーションづくり、次の4回は製品についてのディスカッション、最後の4回は卸MSと同行して納入/処方増交渉をする……などリズムを作ると訪問しやすくなります。たいてい12回くらい訪問すれば先が見えてきますので、当初の目標が達成したら再度目標を設定し、訪問回数を見直してください。ターゲティングは設定したら終わりではなく常に新陳代謝していくものですので、既存のターゲット先も3ヵ月ごとに見直しましょう。

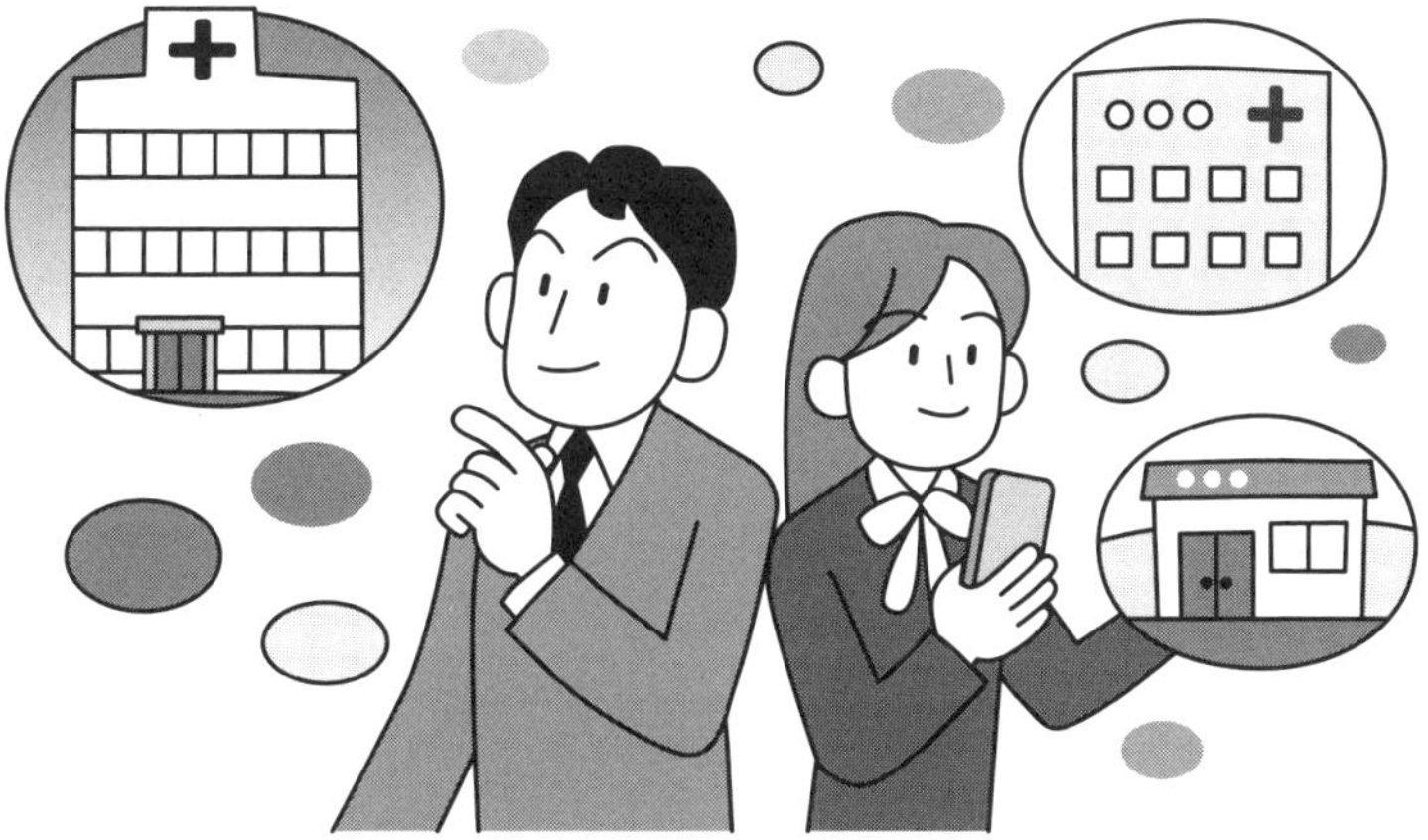

ポジショニング

ターゲット先が決まったら、売り込みたい製品の立場（ポジション）を決めますが、これをポジショニングといいます。本社は製品の特長をもとに、競合品と比べてどこに優位性があるのかを考え、製品の立ち位置とプロモーションメッセージを決めます。このポジショニングも先のターゲティングと同様、本社が全国画一で考案するのですが、地域によって競合品との力関係やドクターの処方傾向が異なるので、細かな調整が必要となります。

つまり製品の訴求ポイントが複数ある中で、どうやって売り込んでいくかは得意先ごとに変えなくてはなりません。製品のセールスポイントが「強い効果」なのか「少ない副作用」なのか「投与方法の簡便さ」なのかなど、ドクターの心に響く特長はどれかを見極めることが肝心です。また、新患に使ってもらいたいのか、既存の症例から切り替えてもらいたいのかによっても立ち位置は変わってきます。また、たとえ同じ相手であっても時間の経過や季節に応じてポジショニングを変えたほうが良いでしょう。

製品のポジショニングと共に、ＭＲとしての自分のポジションも考えましょう。コンサルティング営業という言葉が一般的となり、ＭＲにもそのような姿勢……すなわち自社製品だけでなく他社製品や対象となる疾患について、幅広い知識を持ってコンサルテーションすることが求められていますので、たとえば自分を「糖尿病治療薬について、地域で一番詳しいＭＲ」とポジショニングするのです。他人との会話の中にも繰り返しその言葉を織り込むことで、自己暗示をかけられるでしょう。ポジショニングが他社ＭＲとの差別化になり、顧客に対し、自身のアイデンティティを主張することができるようになります。

自分のポジショニング作業は社内でも必要です。営業所や支店のMRの年齢構成や、MRとしての経験量を鑑みつつ、自らの役割を見極め、積極的にアピールすることが大切です。MR歴が浅い人こそ、積極的に製品のプロモーター（販売推進者）を買って出ましょう。成長のドライバー（推進力）になります。

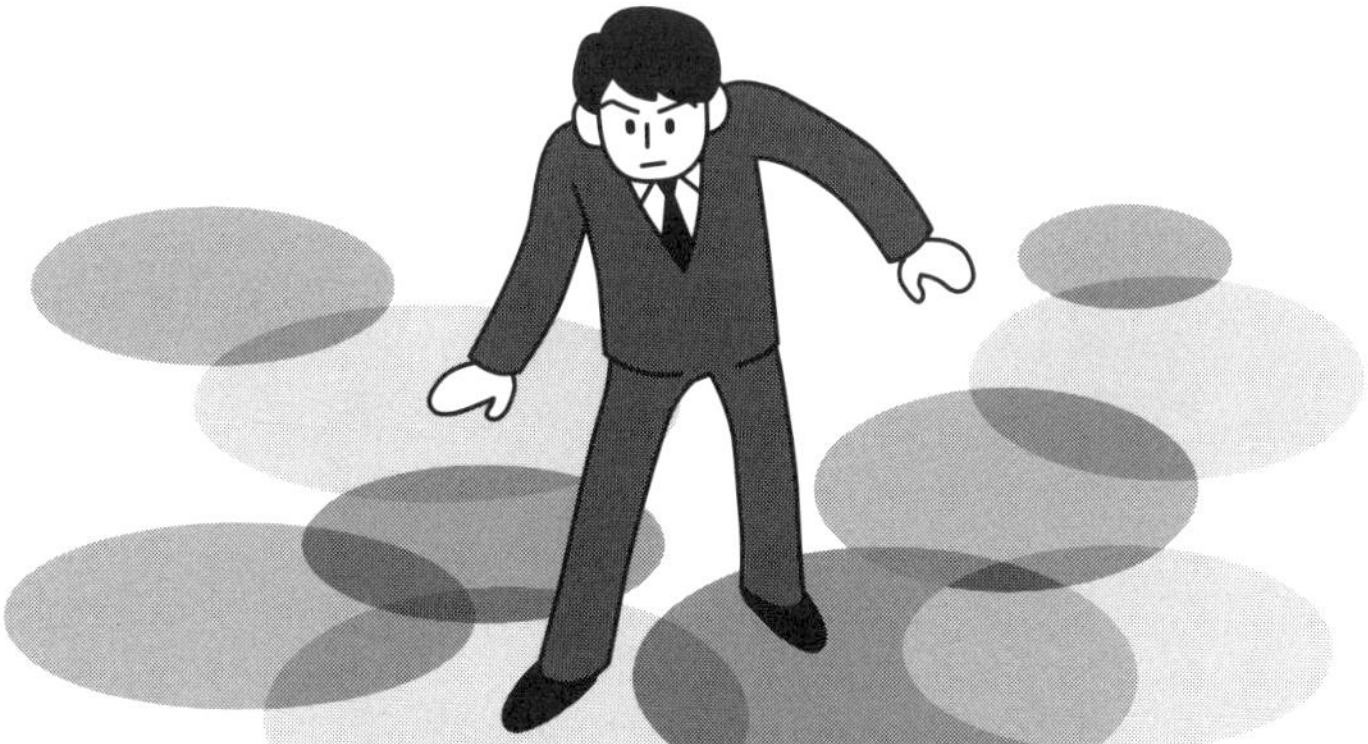

ストラテジックアライアンス

ストラテジックアライアンス（戦略的同盟）の一例として、ＭＲ活動をより効果的に遂行するために卸会社と同盟を組むケースがあります。卸と協働するには階層ごとの組織的なつながりが不可欠であり、卸会社の社長は製薬会社の支店長が、部長・デポ長は営業所課長が、ＭＳはＭＲがしっかりとコミュニケートしなくてはうまくいきません。上司任せにせず、ＭＲの皆さんも積極的にかかわりましょう。

皆さんの担当エリアで営業している卸は何社あるでしょうか。それぞれがどのような力関係で市場に展開しているのか、自社と卸との関係は友好かどうかを調べておきましょう。また、ターゲット施設ごとに自社製品を納入している卸がどの会社なのか、どのＭＳなのかを確認し、どうしてその卸から納入されているのか……前任者の努力で口座が開設されたのか、卸の力で納品してもらったのかなど、施設と製品とのつながりの歴史を調べます。新規口座開設活動を展開する際には、自社製品が納入されている卸、それぞれの医療機関に強いコンタクトをもつ卸、医療機関の購入責任者が選んだ卸などと共闘することになります。お互いの利益を最大化するためには、日ごろの信頼関係構築が欠かせません。

卸によっては特定の製薬会社と資本関係があります。その場合、卸がもっとも販売に力を入れるのは、当然ながら資本元の製品で、次に注力するのは施策があり、製品を売るインセンティブ（報奨金）がある製品です。ここで施策について簡単に解説しておきましょう。施策とは、卸の販売を伸ばすために製薬会社が採る戦略を指します。たとえば、製品の売上げの前年同期間比が〇〇％達成したら、その売上げの〇％を報奨として卸に還元する「グロス施策」などいろいろな種類の施策があります。卸は売れば売るほど報奨金が増えますのでモチベーションが上がります。この他にも製品の納入軒数やMSによる製品コール数を目標にする施策もあります。この報奨額を決めるのも戦略のひとつであり、アライアンスの力関係でその金額も変化します。自社の施策は必ず把握しておきましょう。

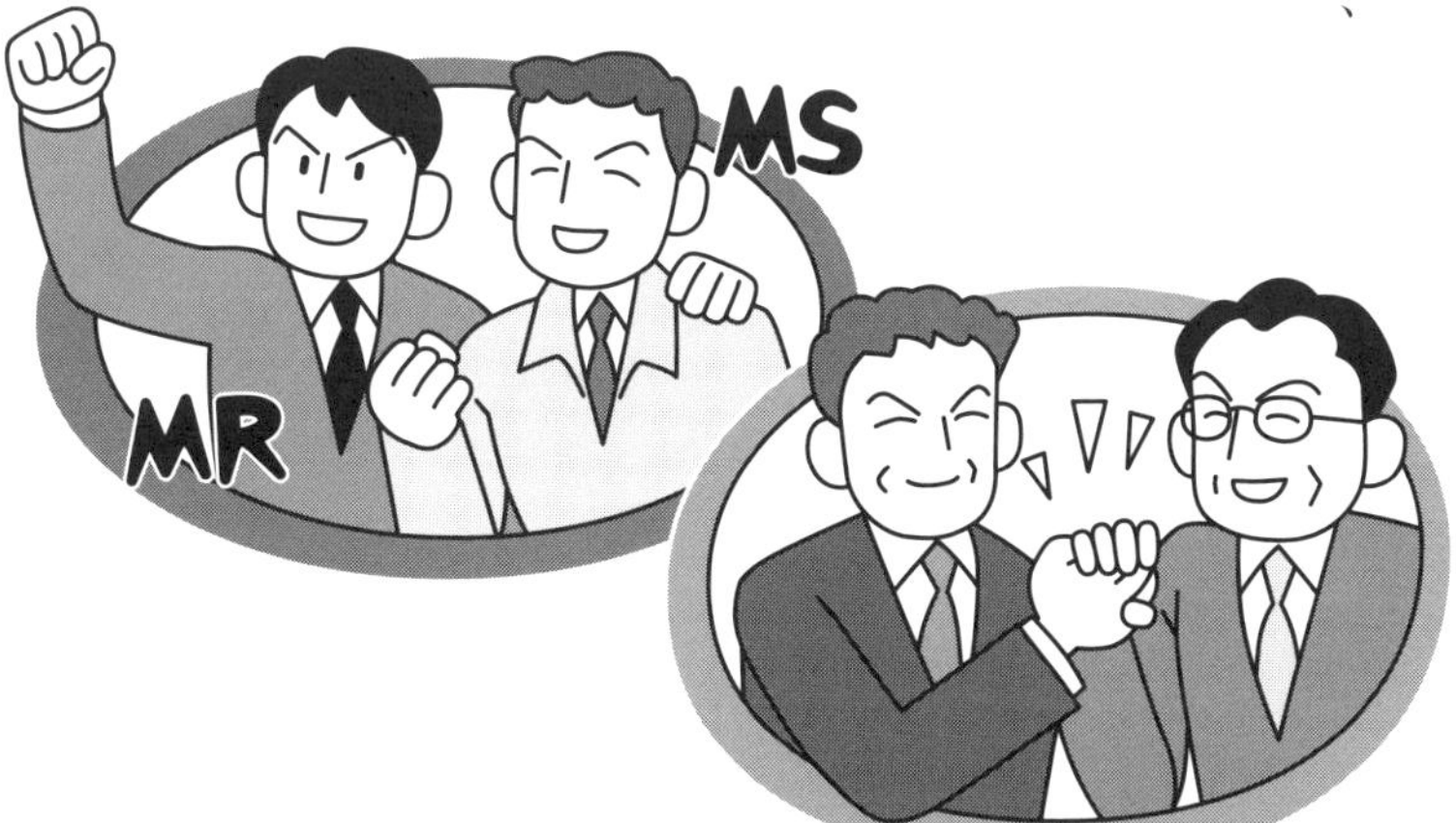

第2章
MR活動のキホン

MRの一日のスケジュール

訪問計画を立てる前に、一般的なMRの一日を見てみましょう。

・大病院担当の場合

訪問規制のない病院ならば、ドクターが朝出勤するタイミングに合わせて挨拶に訪れ午前診での処方を依頼します。日中のアポイントを取ることもあるでしょう。医局までついて行くこともありますが、朝は忙しいので長居はしないよう気を配ります。訪問規制があり「朝駆け」ができない病院の場合は、その時間を活用して卸を訪問したりインターネットで業界紙や医療関連ニュースをチェックし情報収集したり、論文を読むなど勉強します。午前診終了後はドクターと面談したり、医局説明会を行うなど、最初のゴールデンタイムを活用します。午後は医局や廊下でドクターを待ったり、薬局、研修生の部屋、病診連携室、細菌検査室、院外調剤薬局などを訪問します。病棟担当ドクターは外来では会えないので、別途会う場所を探さねばなりません。夕方から夜になると外来や病棟からドクターが医局に戻ってきて、2度目のゴールデンタイムが訪れます。病院勤務医は多忙のためeメールでの交信が多くなるので、頻繁なメールチェックが欠かせません。

・中小病院含む、診療所担当の場合

診療所担当者は卸MSとの連携が欠かせないため、毎朝卸デポ（営業所）に出向きます。地域や所属

会社によりますが、たいていは複数の卸と取引があるので、たとえば朝2社訪問、夜2社訪問というようにスケジュール化し、なるべく毎日顔を出すように心がけます。朝、MSと話をする際には、訪問を予定しているドクターと訪問目的を伝え、MSと時間が合えば同行の約束を取ります。また、自分が訪問した後のフォローと報告を依頼します。卸デポでMSと何を話したらいいのかは、別の章で考えます。卸デポを後にしたら、午前中に訪問できる施設があれば訪問し、無ければ薬局を回ります。ただ、たいてい午前中はどこも忙しいので内勤作業や勉強に費やしたほうが良いでしょう。診療所や中小病院は、午前診終了後と午後診開始前、午後診終了後の3回ゴールデンタイムがありますので、ターゲット先を計画的にスケジュールに組み込みます。一日の訪問が終われば卸デポに向かい、当日の訪問結果報告と今後の対策を話し合います。

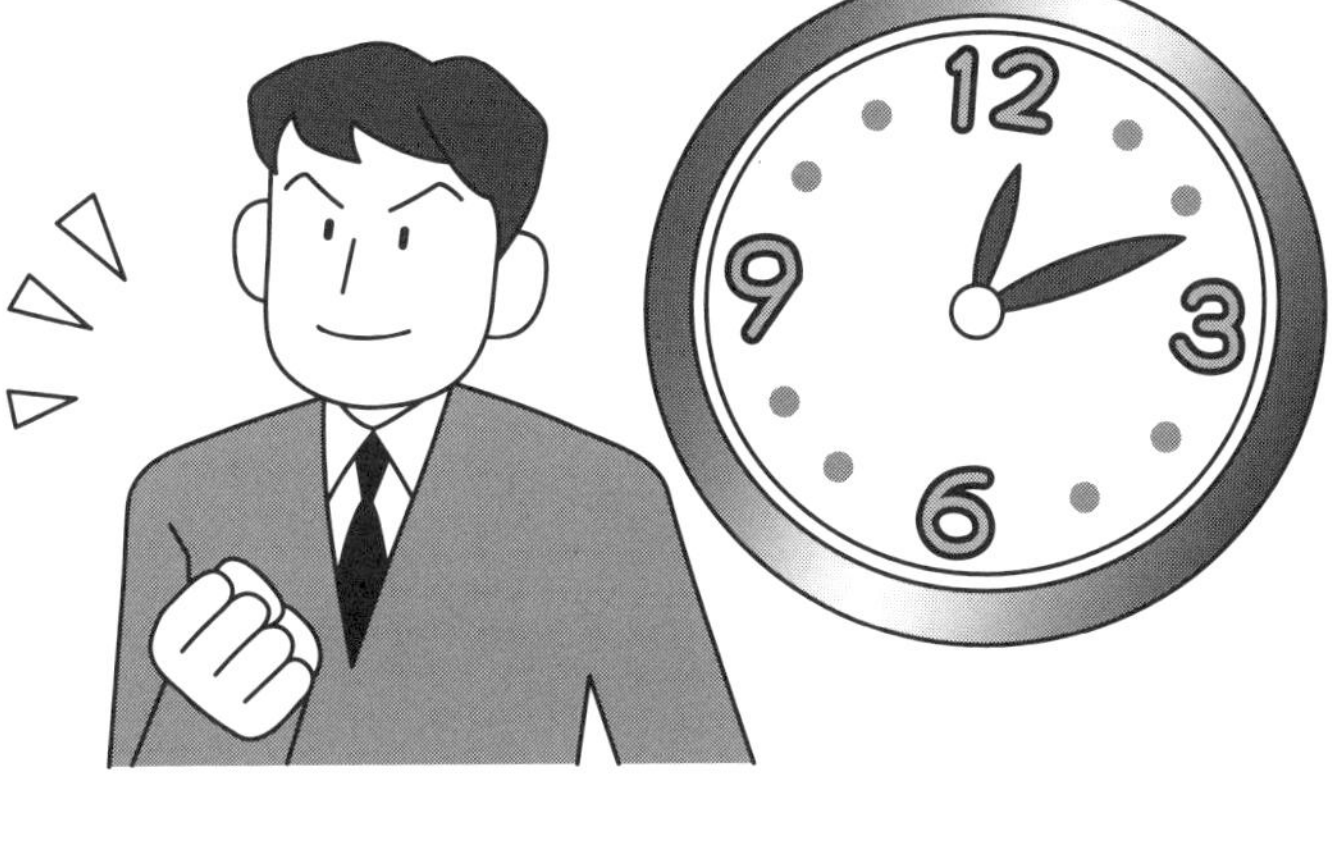

MR活動に必要な情報の集めかた

MR活動には情報が欠かせません。医薬情報担当者として恥ずかしくないよう、日々の情報収集は熱心に行いましょう。収集先は大きく分けて人・施設内・紙・インターネットがあります。

まず人ですが、日々出会う人すべてから情報を採ろうという気持ちを持ち、四方八方にアンテナを立てておくことが大切です。朝、卸デポではMSや幹部、他メーカーのMRと話ができます。昼、医療機関ではドクター、薬剤師や事務方と、ランチタイムは定食屋の主人と、夜、帰社すれば上長や同僚、帰宅したら家族や友人知人が情報源となるでしょう。いろいろな人と話をしていれば、話と話が繋がり有益な情報にと昇華します。

医療機関内は情報の宝庫です。たとえば診療所の場合、待合室にある時計には、どこから寄贈されたか刻印されていることが多く、ドクターの人脈がわかります。掲示物からはドクターの治療に対する考え方を知ることができます。調度品や雑誌から趣味を想像することができるでしょう。診察室の壁やデスクの上にあるものからも、ドクターの人となりや興味を知ることができるものです。

新聞や雑誌からの情報収集も抜かりなく行うべきです。もし地方でMR活動をするならば、全国紙はともかく地元紙は目を通した方が良いと思います。地元紙に掲載されている地域のイベントにドクターが参加するかもしれません。市区郡主催の健康診断は広報誌にも掲載されますが、地元紙のほうがよりタイムリーです。地元紙にはドクターや薬剤師などが登場することもあります。見つけて本人に教えてあげたら喜ばれます。卸デポでは業界紙を読むことができますが、所属会社で包括契約していれば営業所やイントラネットでも読めると思います。毎朝卸を訪問する理由のひとつは、業界紙のチェックです。医師会報は、最近はホームページで読むことができるようになりました。医学関連雑誌はドクターが良く読んでいますので、目を通しておくことをお勧めします。競合MRがどのようなプロモーションをしているのかわかりますし、競合の出方を知ることで皆さんが採るべき戦略が見えてきます。

最後にインターネットです。ネットの利点を最大限に活用し、世界中で発表された最新論文にアクセスしましょう。自社製品関連文献をチェックし、必要とするドクターや薬剤師に届けるのです。また、医療機関のホームページも定期的にチェックしましょう。異動情報を知ることができます。ドクターのブログやフェイスブックは面会時のネタになります。ただし、ネットの情報は誰でもアクセスできるので希少価値がありません。皆さんだからこその情報を持つよう心がけると、必ずや周りから重宝されます。

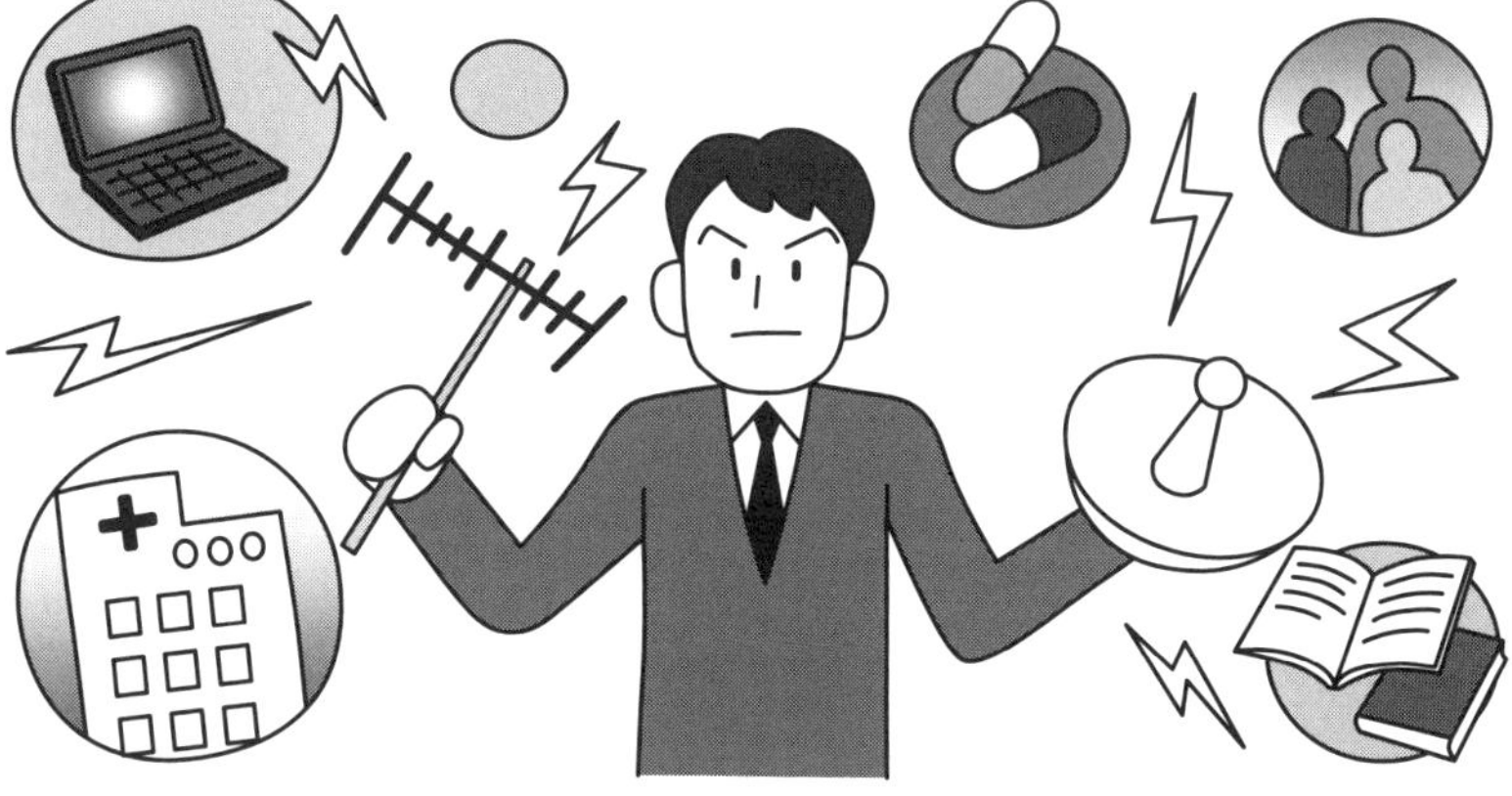

訪問計画のたてかた

ＭＲ活動のゴールは、競合他社ＭＲよりも訪問軒数／ドクター数を多くし、かつ質の高い宣伝により自社製品の処方を増やすことです。訪問計画を立てる際には担当エリアの地図を広げ、ターゲット施設をプロットし、ひと目で訪問すべき施設の場所、施設ごとの距離と道筋が把握できるようにします。

この「全体を俯瞰できるようにする作業」を疎かにしてはいけません。ＭＲ活動全般に言えることですが、私たちはついつい「木を見て森を見ない」状態に陥りがちです。ＭＲ活動において、ひとつのアクションが他方でトラブルの火種になることはよくありますから、常に高い視点から物事の全体像を見る習慣をつけましょう。また、各施設でのアクションプランを企画する際には、自分の担当先のみならず、営業所の担当エリア全体を考えるように心がけたいですね。

地図上に訪問先のマッピングができたら、各施設の最適訪問可能時間を調べます。いつでも訪問できる施設があれば、曜日指定、時間指定、要アポイントなど様々なルールを課している施設もあります。月曜日から金曜日までのカレンダーを用意し、午前、昼、午後、夕方、夜、と5区分し、それぞれの枠の中にターゲット施設を分配します。ひとつの区分には3から5施設を目安に記入するようにすると、その施設が患者さんや面会を待つＭＲで溢れていたときなどに、予定を臨機応変に変更することができます。

病院の場合はこれにプラスして、病院ごとの表を作成したほうが良いでしょう。表ができたら、地図を見ながら施設の位置や施設間の移動時間などを考慮し、訪問パターン表を作成します。適当な訪問回数は競合他社の訪問状況やドクターの意識などさまざまな要素があり一概には言えませんが、調査によると診療所では週1回、病院勤務医へは週2回の面会が最適といわれます。

上長同行訪問の機会は貴重で、事前に周到な用意が望まれます。訪問計画を立てる際には、自社納入品とその売上げ推移、面会するドクター情報と同行訪問の目的、上長に話をしてもらいたいトピックスをまとめ、面会時の台本を打ち合わせましょう。自分一人の訪問ならともかく、他人との同行訪問は事前の打ち合わせが面会の成否を決めます。また、常日頃から、「ここは上司を連れていったら効果的、ここは連れて行かないほうがいい」と考えておいたほうが良いでしょう。施設の訪問計画がMR活動の柱となりますので、訪問計画書は日々アップデートする意気込みが欲しいところです。

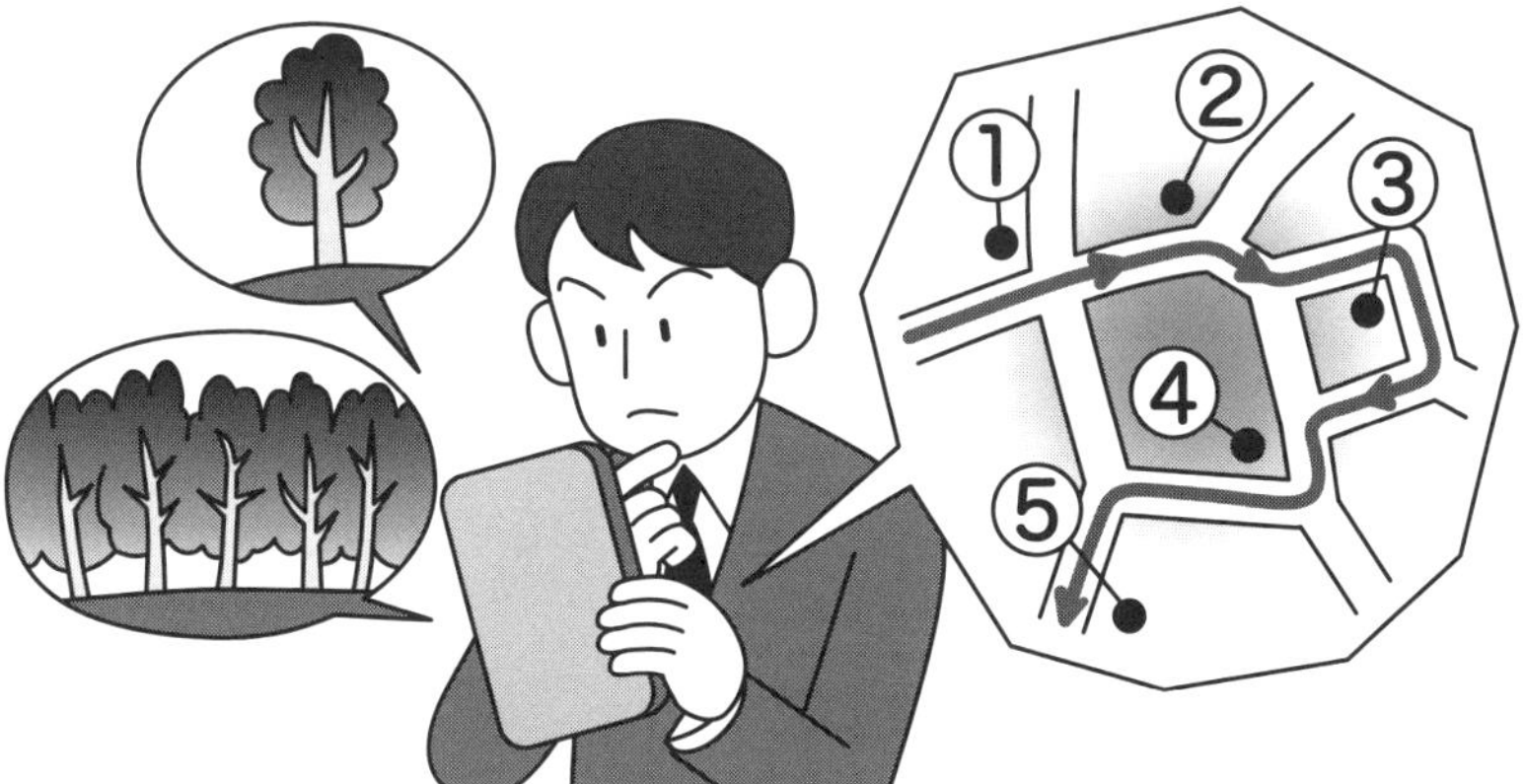

訪問計画を立てる際に気を付けたいこと

訪問スケジュールを組むときには、卸MSから競合MRの訪問時間を教えてもらい、面会日時が重ならないように、もしくは競合MRのあとに訪問できるようにすると良いでしょう。自分が他社のあとに面会すれば、ドクターから他社の宣伝の様子を聞けますし、パンフレットなど宣伝資材を閲覧／入手することができる可能性があります。また、他社のプロモーションにその場で対抗するなど、ドクターの意識変化を促すプロモーションができます。ドクターの日程確保は先手必勝ですが、訪問宣伝は後手必勝です。

また、訪問計画を立てる際は上長同行を計画的に組み入れ、普段の宣伝活動では足りない部分を補ってもらいましょう。上長を連れて行くことが万人受けするとは限りませんので、どの施設、どのドクターに上長訪問が効果的かを常に考えておくことが大切です。大学病院の教授や薬剤部長、病院の院長や薬局長などキーパーソンには定期的に上長を連れて行くように計画しましょう。

そして病院内薬局や院外調剤薬局への訪問を疎かにしてはいけません。自社製品の在庫管理はもちろん、他社製品がどの卸からどれだけ納入されているのか、どの施設からの処方箋が多いのかを知ることが大切です。他社MRの訪問頻度、訪問パターンも聞くことができます。同種同効品の納入競争の場合はおもにMRの訪問状況と納入価が判断材料になりますので、なおさら薬局へのアプローチが大切になります。

なお、組織行動論の中に「〝いつもの〟という状態は人の心に安心を与え、印象に残りやすい」という理論があります。たとえば、駐車場で車を止める場所はいつも同じとか、電車の席はいつも同じ席などがあります。この理論を訪問活動に活用し、「毎週同じ曜日の同じ時間に面会計画を立てる」ことで、相手に自分の存在を印象付けることができると思います。

最後に蛇足ですが、訪問計画ができたらMRバッグの整理をしましょう。ドクターごとに伝えることは異なるので、自然と使用する資材も変わってきます。ただ、どの医療機関の医療従事者と面会するときに必要な三種「製品添付文書集」「副作用状況報告書」「薬価集」はいつでもバッグの中に入れておきましょう。

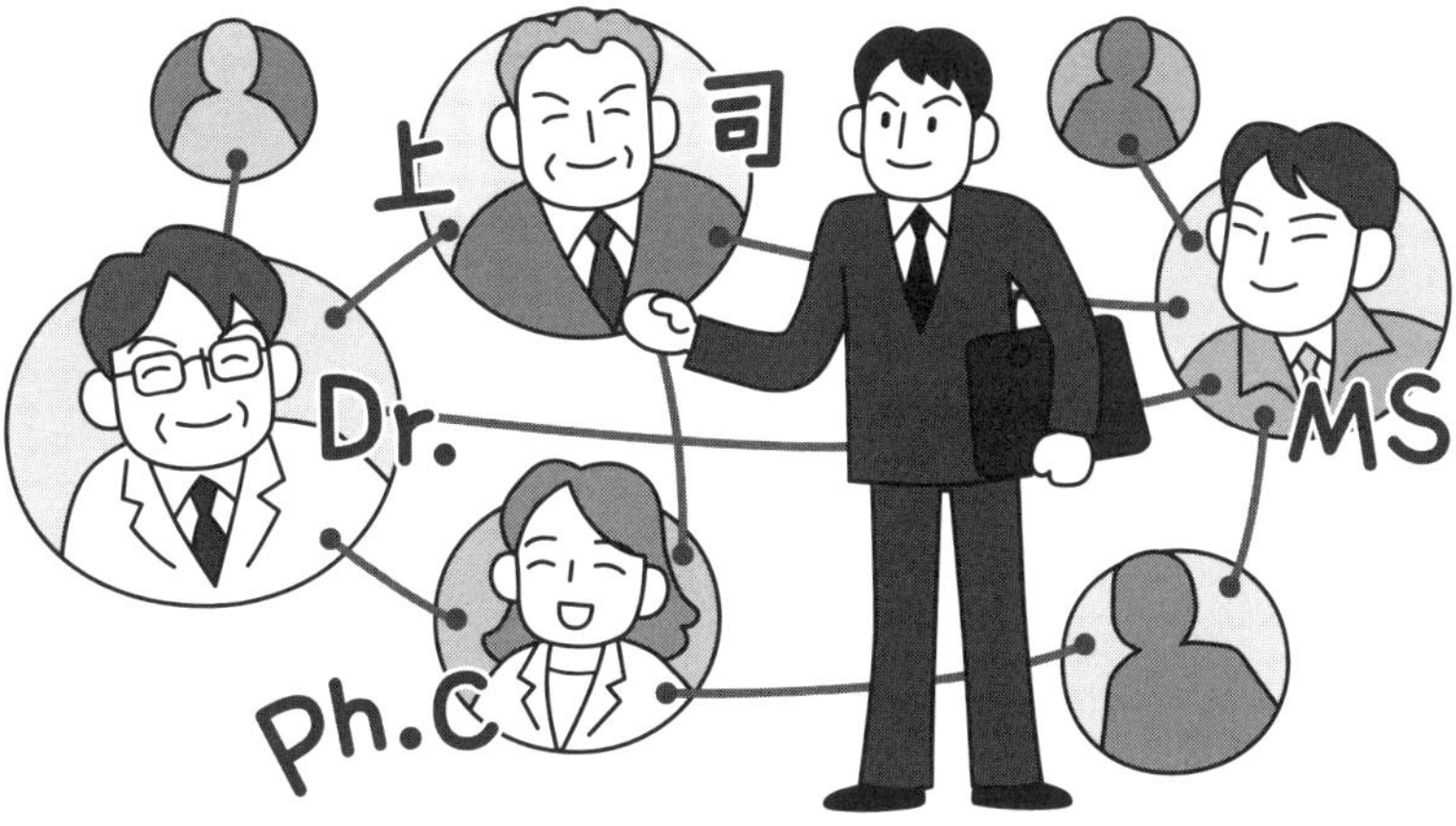

顧客訪問の実際

顧客訪問の実際について、MRのAさんのケースを見てみましょう。

●Aさんは前任者から引き継いだ当初3ヵ月間、120％の力でターゲット先を精力的に訪問していました。新任地なのでまずは自分を知ってもらおうと考えたのです。訪問し始めて3ヵ月ほど経った頃、ターゲットドクターのひとりに「先生、今後も週イチくらいで訪問してよろしいでしょうか？」と尋ねました。ドクターは「どうぞ訪問してください」と答えました。

Aさんは引き続き定期訪問を繰り返しましたが、半年経ったある日、Aさんはドクターから「良く来てくれるから、薬を選ぶときに頭に浮かぶよ」と言われ嬉しくなりました。Aさんはドクターの頭にしっかりとインプットされ、売上げも順調に伸びました。

●ある病院はドクターとなかなか面会できない施設で、どのMRも攻略に苦労していました。赴任したAさんは定期訪問を始め、訪問時には必ず薬局にも顔を出しました。Aさんは最初に薬局長をターゲットに定め、毎週同じ曜日・同じ時間に面会し、話ができる関係を作りました。そしてドクターとどうしたら面会できるか、競合MRがどれくらいの頻度で病院に訪問しているか、各MRのプロモーション内容と製品の納入状況を聞き出しました。

その後少しずつドクターと面会できるようになり、面会時には必ず次のアポイントを取るなど地道な活動を続け、ついには高頻度でドクターと面会できるようになり、売り上げも伸ばすことができました。

●ある病院には（自社製品と同成分の製品で）競合会社が別製品名で販売している薬の口座があり、Aさんは競合会社のMRが異動で転勤したチャンスに自社製品への切り替えを試みました。Aさんはドクターへの働きかけはもちろんのこと、並行して門前薬局と卸MSへのアプローチを続けました。薬局へはドクターが処方変更の了解を出した暁に速やかな納入を達成するために……そして卸MSには、いざ薬局に納入する際に便宜を図ってもらうためです。

薬局はMRの定期訪問と情報提供を求めているので、Aさんは、今後は自分が担当としてきちんと情報提供する旨を伝えました。薬局と卸MRの支援を受け、無事に切り替えを成功させることができました。

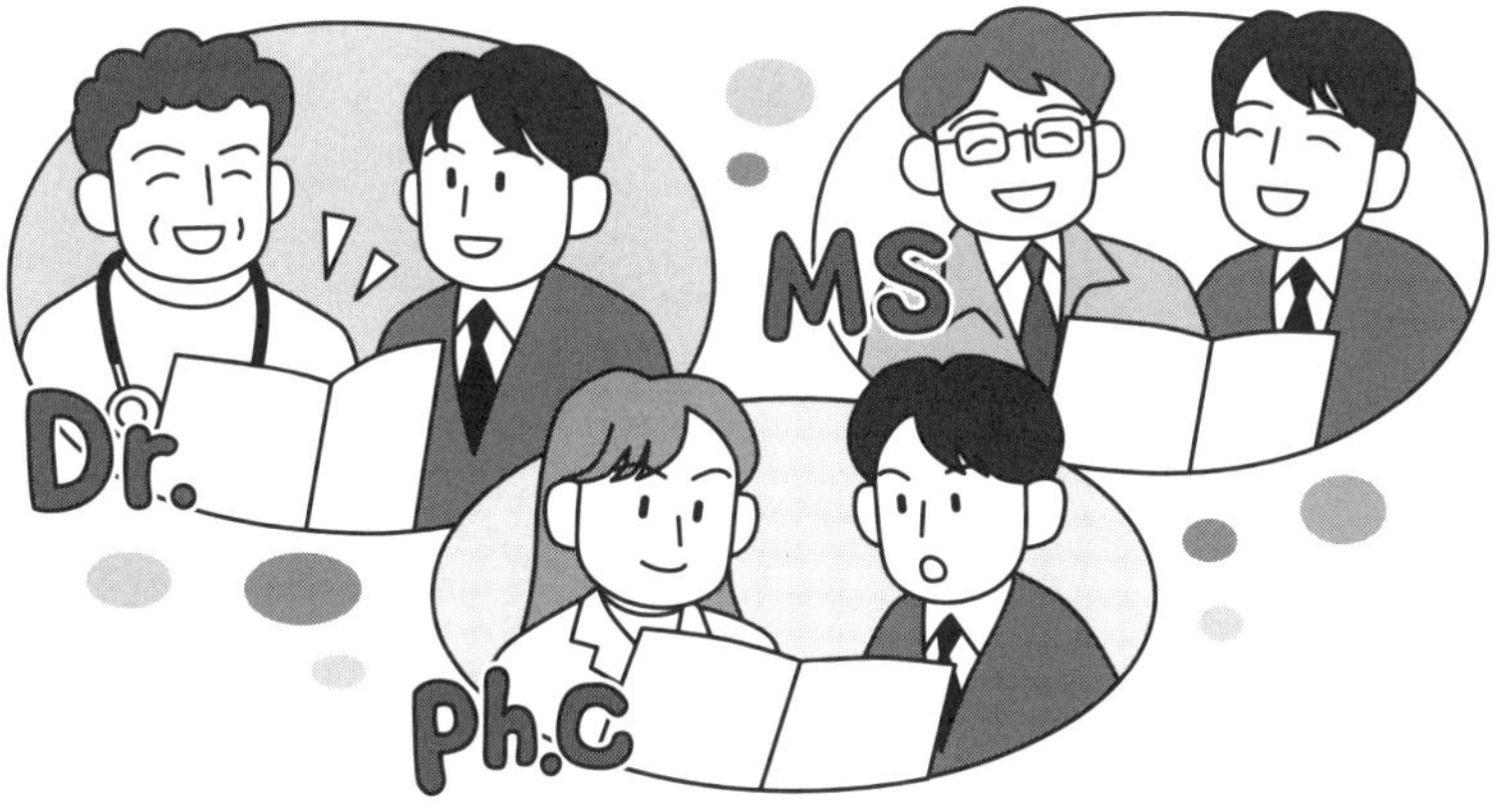

ターゲットドクターだけに会えばいいのか

新人ＭＲからよく「ＭＲはターゲットドクターだけに会っていればいいのか」と質問されます。ＭＲは活動時間に限りがあるので、優先順位を付けターゲティングしている手前、基本的に会社はターゲットドクター以外への訪問を勧めません。しかし現実的には、処方医以外のステークホルダーへの訪問は不可欠ですし、医療機関の規模が大きくなればなるほど、薬の処方権を持つドクター以外の人の影響力が強くなるため、ドクターだけに面会していては口座カットなどのリスクを回避できないことがあります。また、情報は入手先が多いほど精度が上がるものなので、ターゲット以外の人物にも面会すべきですし、何かアクションを計画しているときには、失敗を避けるために「裏を取る」ことがとても大切です。

以下に挙げる部署は医療機関によっては未設置かもしれませんが、訪問したほうがいい相手と、どのような話題が相手のメリットになるかを例示します。基本的に医療機関は患者さんの評判や周辺の医療機関の情報を欲しています。以下例をご参考に、皆さん独自の訪問相手を見極めることをお勧めします。

理事長／院長：地域にある同規模の医療機関の経営状況、今後の経営戦略、外来患者数の増減、看護師の異動状況、患者さんからの評判

薬剤部／薬局：院内のどのドクターがどの製品を好んで処方しているか、ドクターにどのような宣伝をしているか、周囲の医療機関でどのような薬が良く使われているか

検査室：地域でどのような感染症が流行しているか

NST／栄養科：周囲の医療機関での栄養指導の実際、入院食メニュー

リハビリ：周囲の医療機関のリハビリ室にある医療機器、リハビリ患者にどのような薬が良く使われているか

事務／用度／SPD：周囲の医療機関での薬の納入価格、自院での自社製品の納入状況、処方状況、どのドクターが処方しているか

番外ですが、担当地域の医師会長はじめ医師会幹部への訪問もできるだけ行いコンタクトを作っておいたほうが、講演会や市民講座など地域を巻き込んで企画を行う際に便利です。目先のターゲットドクターだけなく大きな視点で訪問対象者を考えることが大切です。

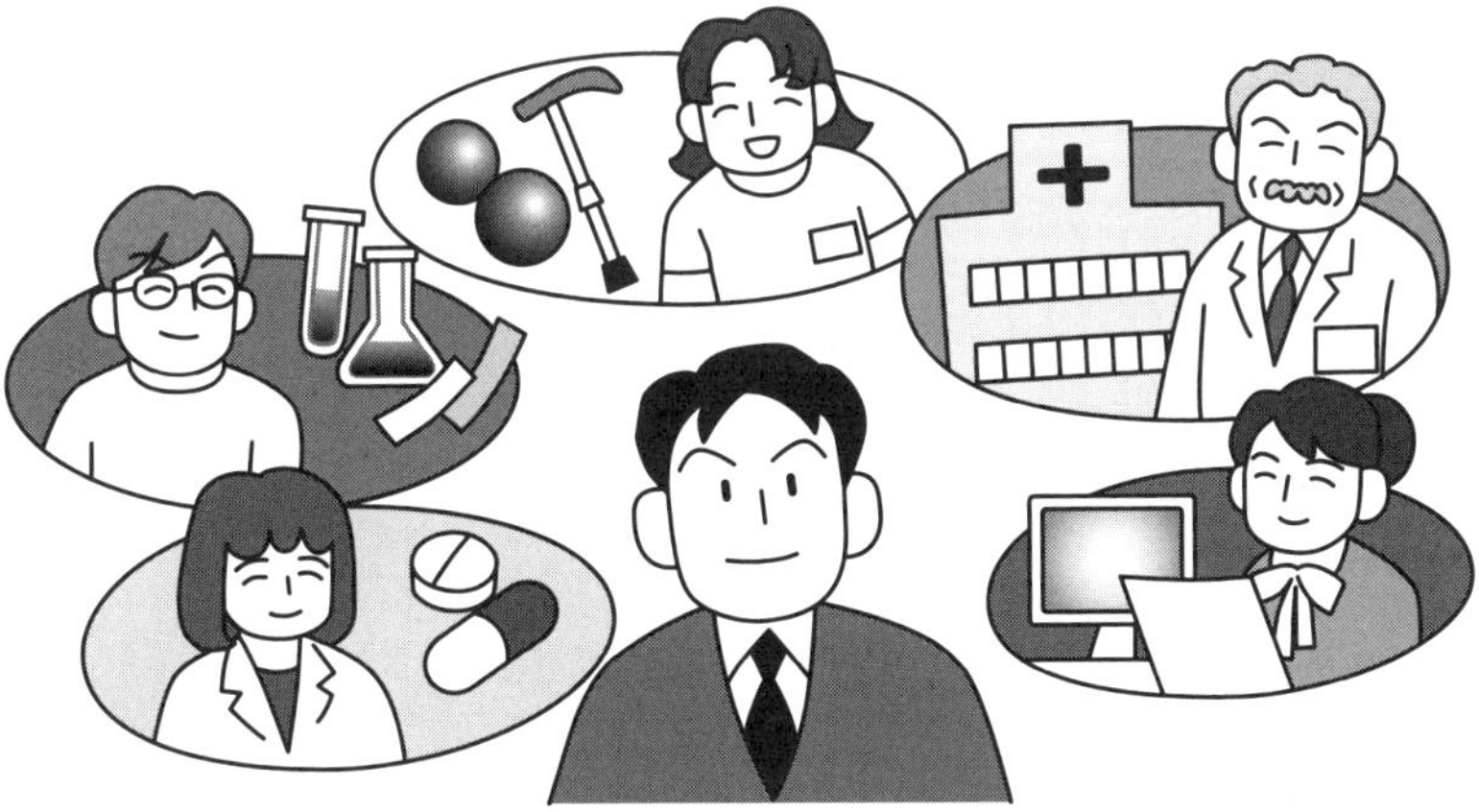

アポイントの取り方

市中の医療機関では受診日時を予約する場面が増えてきました。ＭＲ活動でも施設の訪問規制が厳しくなり、またドクターが多忙になるにつれ、アポイントメントを得て面会するケースが増えています。アポイントの取り方はさまざまで、大病院など医局に秘書をおいていれば秘書を通じて面会を予約できますし、診療所も受付の人を通じて面会を依頼することができるので容易です。一方、医局や受付にドクターのスケジュールを管理する人がいなければ、直接本人に問い合わせるしかありません。

アポイントを取るための方法は、相手が望むコミュニケーションツールを使うことが大前提です。ドクターにもよりますが、もっとも便利だと思われているのはメールです。メールはやり取りを他人に転送されるリスクがあるものの、医局のデスクにメモを残すよりも情報流出のリスクは格段に低いものです。ただし、ドクターから「卓上へのメモ置き」を希望されればそのようにしましょう。あくまでも相手の希望に沿うことが大切です。

ところでメールアドレスはどうやって入手すればいいのでしょうか。入手のベストタイミングは前任者との引継ぎ時です。ドクターに担当交代の挨拶をする際に「今後もメールで面会依頼をしたいので、メールアドレスを引き継ぎます」と伝えれば完了です。もしその時点でメールアドレスを入手していなければ、「面会依頼をメールで行いたいので、メールアドレスを教えてください」と伺えばよいでしょう。この担当交代時を逃してしまっても、面会時にストレートに依頼してみてはいかがでしょうか。ビジネスの相手と連絡の手段を複数持つことは、危機管理上必要なことですので失礼にはあたりません。

決して行ってはいけないことは、たとえ前任者からだとしても、他人からドクターのメールアドレスを入手してドクターにメールを送ることです。誰でも自分のメールアドレスを知らない相手からメールが届くと驚きますし、教えた人（会社）に不信感を持ちます。共有のメールアドレスならばともかく、個人のメールアドレスは個人の携帯電話番号と同様のレベルで管理すべき情報だということを忘れないようにしましょう。

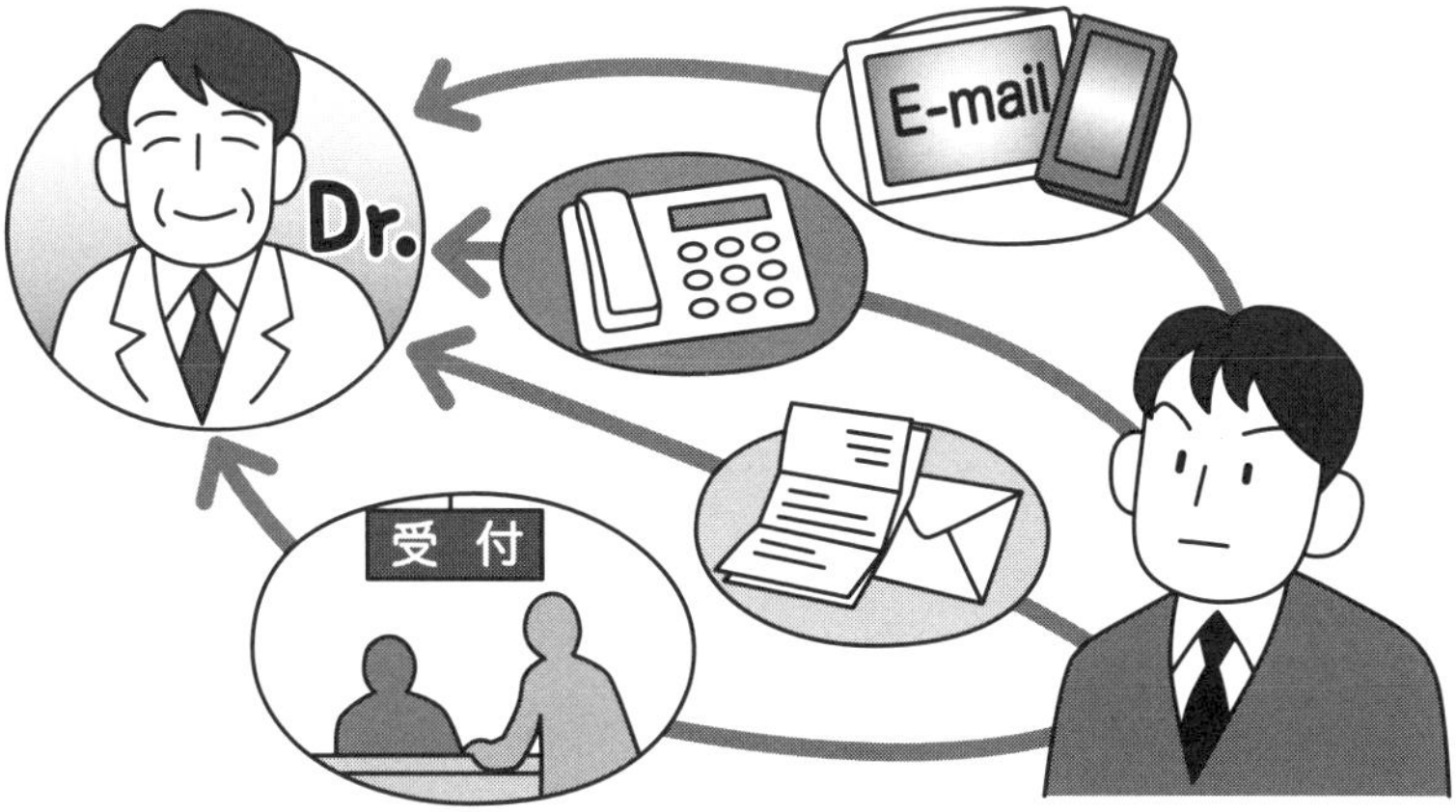

アクションプランのたてかた

MR活動の基本かつ王道は日々の地道な訪問宣伝ですが、よりドクターに薬の有用性を理解し処方を増やしてもらうには、説明会や講演会はじめいろいろなアクションを取り混ぜて行うのが効果的です。アクションを計画する際気をつけたいのは、アクションは単発ではなく計画的に複数実施することと、ターゲットドクターと自社の関係や薬に対する理解度に応じて適当なプランを選ぶことです。

たとえば、いくら上長から説明会の回数を増やせといわれても、ドクターや施設とある程度のコンタクトができていないと、打診しても受け入れてもらえないでしょう。日々の訪問での下地作りが大切なのはこのためです。

もっとも受け入れのハードルが低いアクションは、日々の面会中にごく短時間で済ませられるアンケートです。ドクターの処方傾向や疾患治療に対する考え方を入手することができるため赴任し日が浅いときはもちろん、定期的に行うべきアクションです。

また、訪問宣伝活動では情報の伝達量が不十分で、まとまった時間をとって説明する必要があれば説明会を行いましょう。説明会は、A病院で4回、B医院で2回というように予め年始に年度内の計画を立てておくとよいでしょう。そうすれば、1回目はこの内容でこのような疾患に処方してもらい、2回目はこの内容でこのようなリスクのある患者さんに処方してもらうなど、日々の訪問時にフォローしていく疾患や患者像が決まります。説明会の前にはアンケートを実施しドクターの考えやニーズを抑えておくと、より有意義な説明会を行うことができるでしょう。

少し難易度は上がりますが、複数のアクションプランに連続性を持たせることをめざしましょう。たとえば、説明会で自分が説明した後日、ドクターが説明会と同じトピックスの講演会に参加して講師から薬の有用性を聞けば、そしてそれが説明会での話とリンクしていれば、講演会が説明会の後ろ盾となり、よりドクターの納得度が高まるでしょう。さらに、新たな知見を得たドクターが今度は講師となり、他のドクターに話をする機会を設けられれば、アクションプランが繋がりより大きなリターンを期待できるのです。

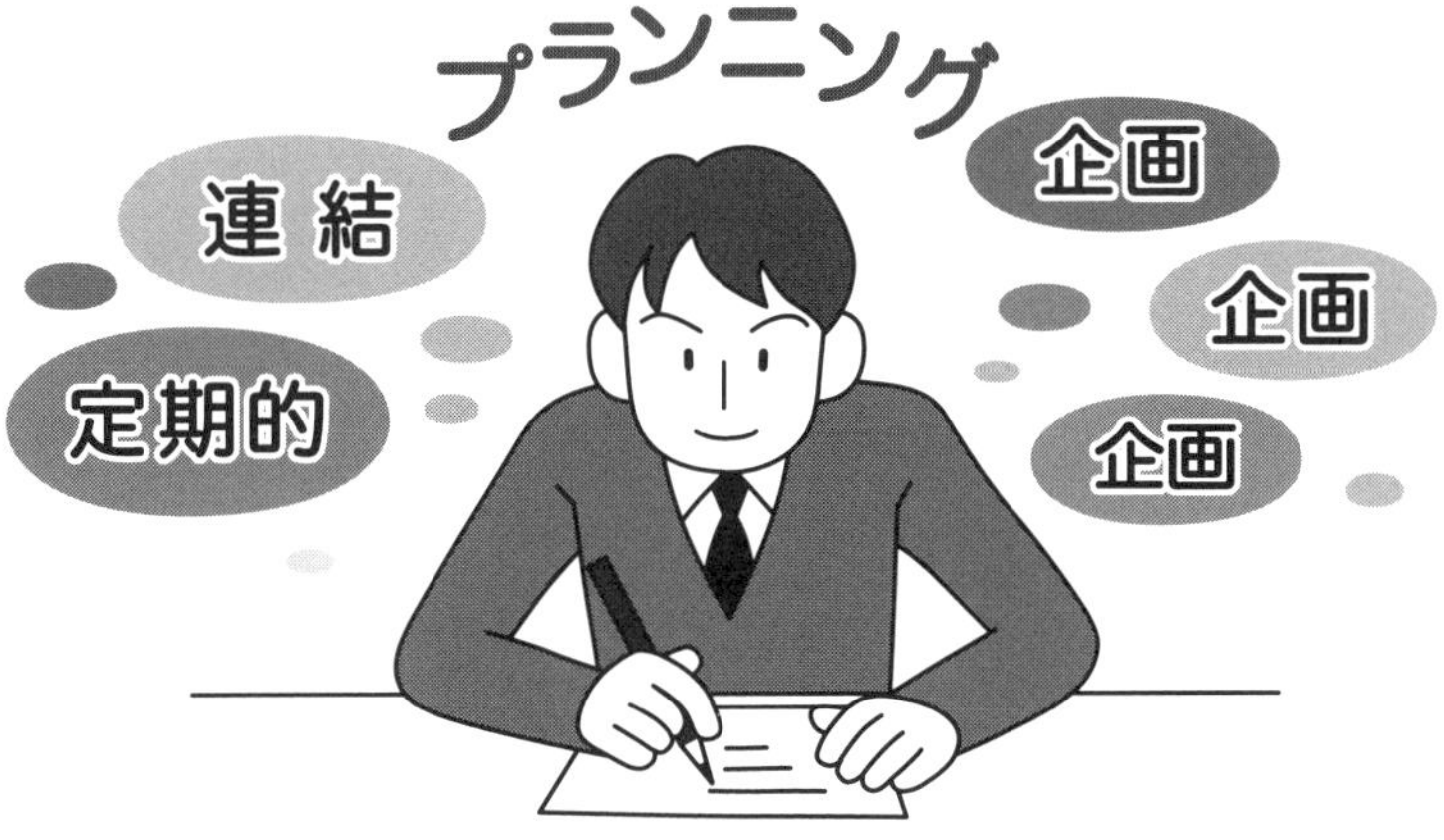

面会の直前に気をつけたいこと

準備万端でいざ面会！　の直前にもいくつか気をつけたいことがあります。一番大切なことは、相手が自分を受け入れる状態にあるかどうかの見極めです。皆さんも同感してくださると思いますが、自分の体調が悪かったり気分が優れないときには、どんなに近しい相手からの働きかけも鬱陶しく感じてしまうものです。私たちが想像する以上に、ドクターは容態が優れない患者さんのことを心配したり、研究論文の進み具合を心配したり、経営のことを考えたりなど、いろいろなことに頭を悩ませています。

ドクターとて人間ですから、誰にも会いたくないときがあるでしょう。しかしドクターは仕事でどうしても患者さんやスタッフと向き合わねばなりません。診察や事務作業で疲れ果て、独りになりたい時に皆さんが話しかけてきたら、どのような気持ちになるかは容易に想像できます。診療所や医局ならば受付を通じて面会を断ることもできますが、病院の廊下などで鉢合わせしてしまったら、いやでも顔を合わさねばなりません。

ですから、まずは皆さんが話しかけようとしている相手の状況を見極め、直前で会話を回避することも念頭に置いておく必要があるのです。相手が話しかけて欲しくないオーラを出していたならば、話しかけようとした踵を翻し、会釈だけで通り過ぎるのも大切な気遣いです。診療所でも同様で、仮に面会を許されたとしても、相手の状態によっては速やかに退出する心の準備をしておきましょう。診察室に入り「こんにちは」と呼びかけた次の瞬間に「まずい」と感じたら、「あ、今日はお忙しそうなのでまた参ります。失礼いたしました」でもいいのです。

　同時に、身だしなみを整えることも不可欠です。二日酔いの酒臭い息、タバコの臭いや食事後の口臭、香水など衣服についた臭いは消しておきましょう。荒天時にはスーツや鞄が濡れているかもしれませんのできちんと拭くなど、患者さんはもとより、接するであろうドクターをはじめ医療機関の方々に不快感を与えないよう細心の注意を払いましょう。

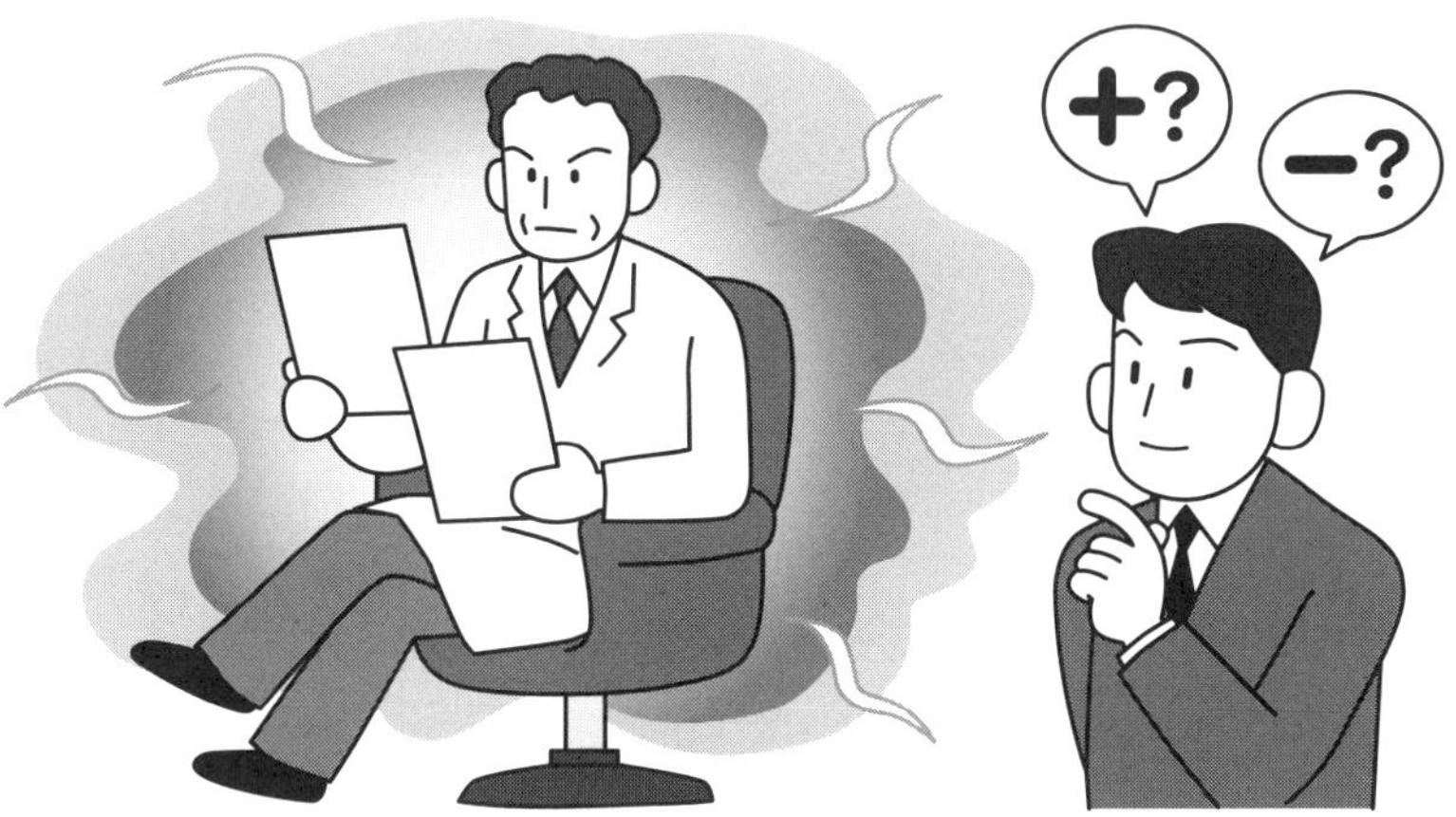

面会時、まず何と話しかけるか

さていよいよ面会のチャンスがやってきました。何と話しかけるかは悩みの種かもしれませんが、これは会社の同僚や卸会社の方々、家族や友人に話しかける時と同じです。

古今東西で無難な話題は天気や気候についてでしょう。季節の移ろいの話題は多忙な私たちに一瞬でも現実逃避させてくれるものです。自社製品の対象疾患によっては気候に影響するものもあると思います。スムーズに疾患の話につなげることができるかもしれません。

皆さんが足で稼いだ地元のニュースも、話の出だしとしては適当だと思います。ドクター本人やご家族やスタッフ、通院している患者さんが関わっていれば話が弾むでしょう。ドクターにとって地元の話題は患者さんとの会話に役立つので、教えてあげると喜ばれるものです。情報収集には地元紙の閲覧が役立ちますので、地元紙のインターネットサイトは必ずチェックし、施設の待合室や図書館で紙媒体もチェックしましょう。また、マスコミを賑わす話題がドクターの興味の範囲にあればそれも適しているでしょうし、医療関係の話題であればドクターの私見を伺ってもよいでしょう。

説明会や講演会などに参加してもらった後の訪問であれば、ご足労いただいた御礼から入るのが自然です。もし面会の時間が短そうであれば、挨拶もそこそこに前回訪問時のおさらいから切り出すのもいいですし、今回どうしても伝えたいことを提示しても良いでしょう。とにかく話題の引き出しを数多く用意し、相手の様子に応じて瞬時に選択できるようのなりたいものです。

意外かもしれませんが、土産持参で帰省時の報告などプライベートの話も話題のひとつになりえます。

適度なプライベートの話は相手の人となりを知ることで人間関係を良くします。節度をわきまえればビジネスだからと頑になる必要はありません。

相手の趣味やライフワークを知っていれば、その話を聞いても話が弾みます。ゴルフやマラソンなどのレクリエーション活動や、診療以外の仕事やボランティア活動などについては、きっと誰かに話したいと思っているはずです。

なお、面会時の冒頭は快活に笑顔で接することに気を配りましょう。そうすれば自然に明るい話題が出てくると思います。

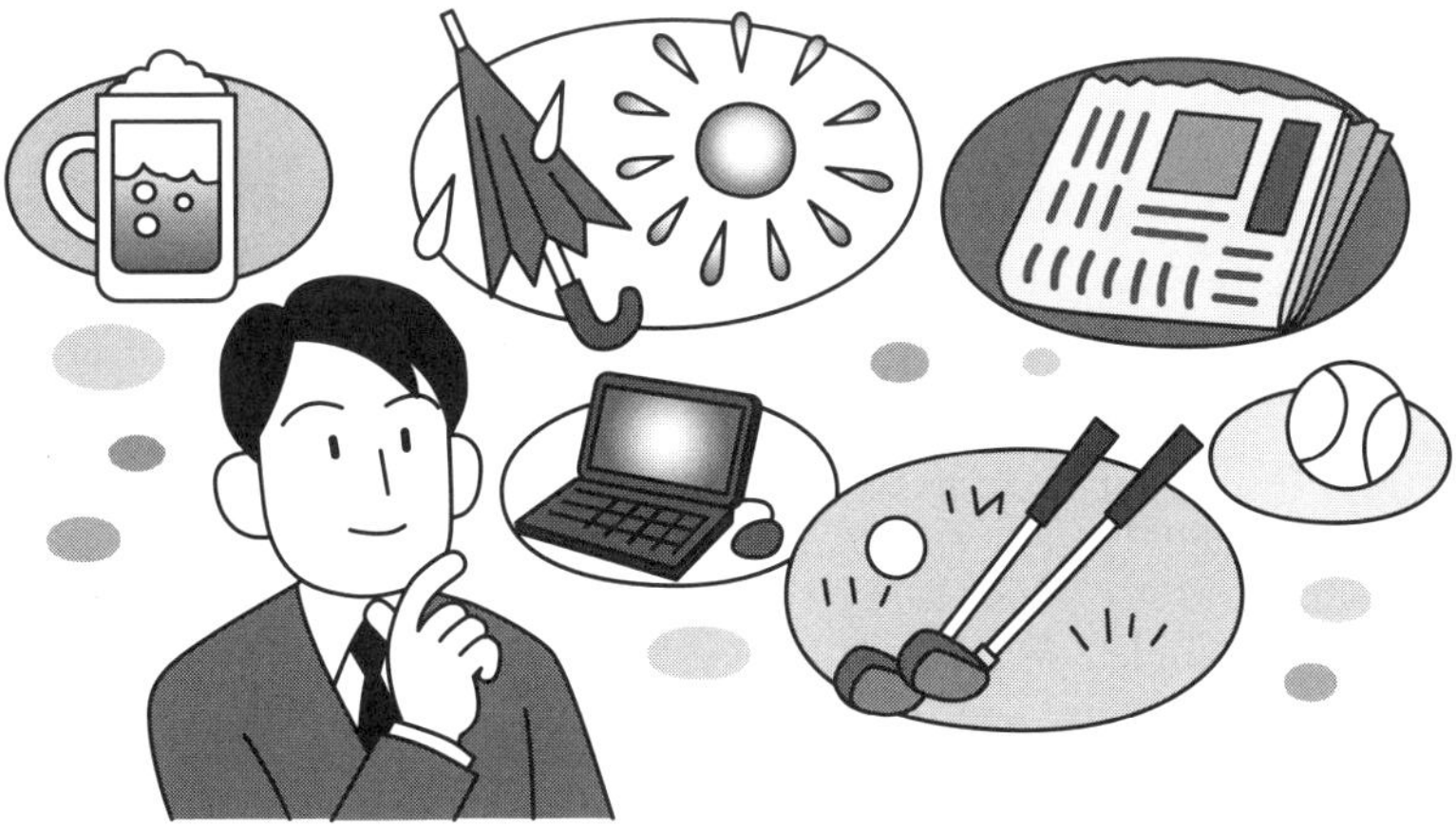

面会中に気をつけたいこと

ドクターとの面会時には周囲の状況に気を配ることが第一です。病院内の廊下で話している場合、周りには他のドクターやMRをはじめ、患者さんなど一般の方もいて、立ち話を聞かれてしまうこともあります。歩行者の邪魔にならないよう、壁に背中を向けて視界を広げ、声の大きさを控えめにしましょう。話を簡潔に終わらせることも大切です。会話中にはドクターが多忙かどうか、疲れていないかなど様子を探り、話を切り上げるタイミングを計ります。このタイミングの取り方はとても難しいので、他の方がドクターと面談している様子を見て、自分でもtry and errorで体得していくしかありません。医局内も同様で、仕事をしているドクターの邪魔にならぬよう、不審な動きをしてあらぬ疑いをかけられないよう、できるだけ短時間の滞在が望ましいと思います。

診療所の場合は1対1での面会がほとんどです。診療中の面会ならば患者さんのカルテが回ってくるタイミングを見逃さず、ドクターに退席を申し出るのが礼儀です。ドクターとの関係が良好になれば「ちょっと待っていて」と、先に患者さんを診てから面会を再開してくれるものです。細やかな気遣いの積み重ねでドクターやスタッフの印象が良くなります。また、自分のあとに他メーカーのMRが面会を待っている場合、ドクターが自分との面会を早く切り上げたいのか？　そうでないのか？　を察知することも大切です。ドクターから「早く切り上げて」と明言されれば簡単なのですが、そうでなければ、「お時間大丈夫ですか？」とか「5分いただけますか？」など、皆さんから声をかけた方が無難です。

このように会話の相手への気遣いが十分できるようになれば、話のロジックにも気を回しましょう。ドクターの思考回路は理路整然としていますので、皆さんもそれに合わせた方が効果的です。この面会で最低限何を達成すべきか、というボトムラインの設定を面会前に行っておけば、話がどんなそれても面会の目的は達成できると思います。

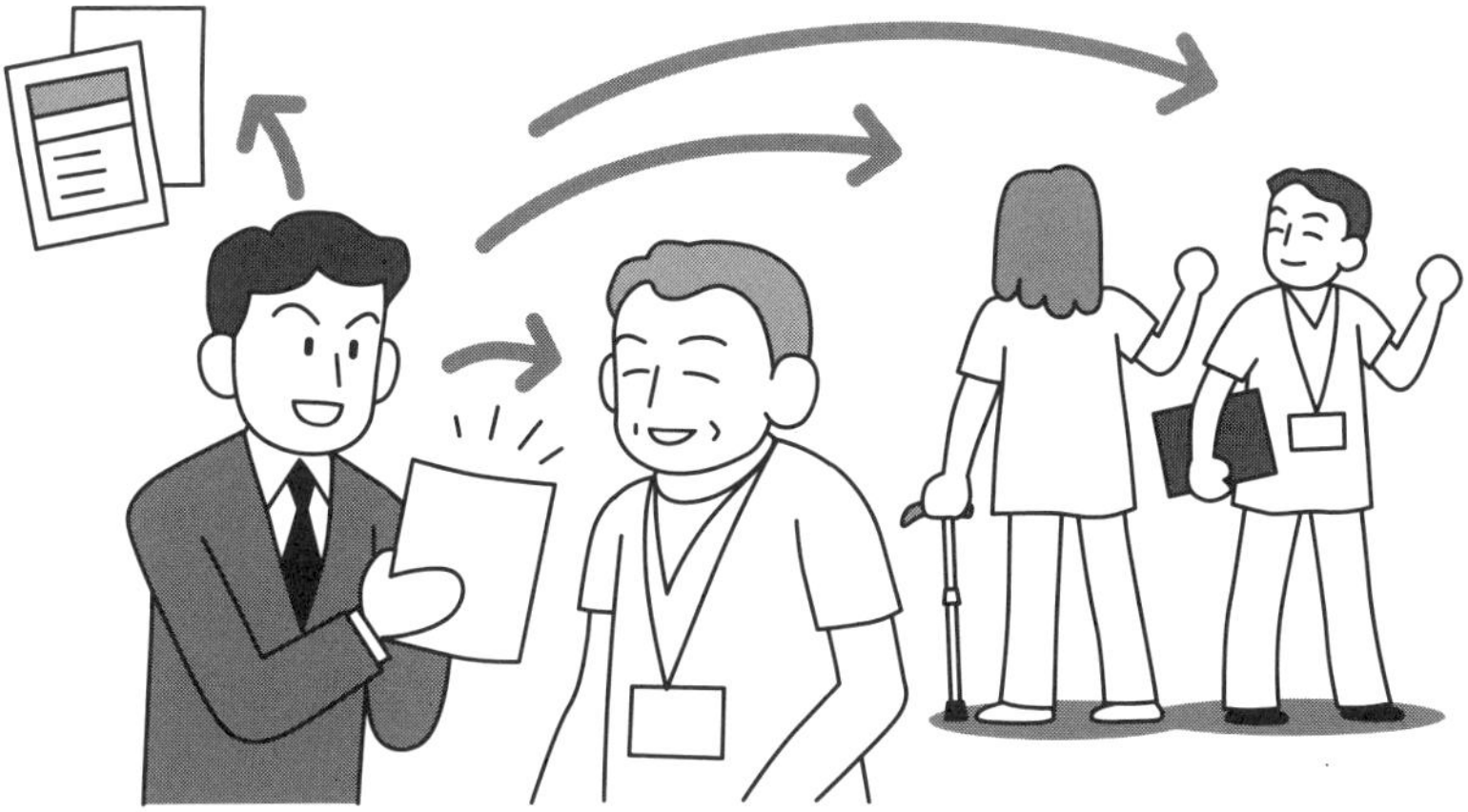

製品説明を聞いてもらうために

基本的に私たち人間は話すことが大好きで、いつも誰かに自分の話を聞いてもらいたいと思っています。自分が話し足りて初めて、人は聞く耳を持てるものです。これはドクターも同じです。訪問したら必ず製品説明をしなくては……と必要以上に力むことはありません。相手に聞く耳を持ってもらわないとこちらの話を聞いてもらえませんので、まずは気持ちよく話してもらうこと、自分は聞くことを心がけましょう。

ドクターは診察中に患者さんの話を聞いています。相手は病人であり、どこそこが痛いとか辛いとか苦しいなど、暗い話が多くて心躍るものではないでしょう。ドクターにとってはMRとの会話が一服の清涼剤になるので、まずは話をよく聞いてあげてください。何を話したいかは人それぞれなので、この辺だと当たりを付けて水を向け、とことん聞こうという気持ちで接してください。

聞くときには相槌が大切ですから、相手の目を見て適度に相槌を入れましょう。わからないことがあれば臆せず聞いたほうがよいと思います。ドクター相手には基本的に「教えていただく」姿勢で接すれば間違いありません。これは製品説明をしている際にも同じことが言えます。ドクターのコメントは素直に受け止めたほうが無難です。

ドクターが興味を持つ話題を知るには、卸MSや受付スタッフに教えてもらうといいでしょう。院内の掲示板や施設のホームページ、ドクターのブログにヒントが散らばっています。訪問の度にいろいろな話題を投げかけ反応を確認することでも、興味のある分野を絞り込むことができます。

このような心遣いを重ねて、ようやく製品説明できるチャンスが到来します。「今日は、なに?」などと水を向けられたら自信を持って、相手の心に響くように話しましょう。雄弁である必要はありませんので、訴求ポイントを簡潔に、しっかりと伝えることが大事です。話が自分からの一方通行にならないように気を付け、ドクターがコメントできる余白を残してください。ドクターが自分の考えを話し、自分の耳で聞き、記憶に残してもらうことをめざします。

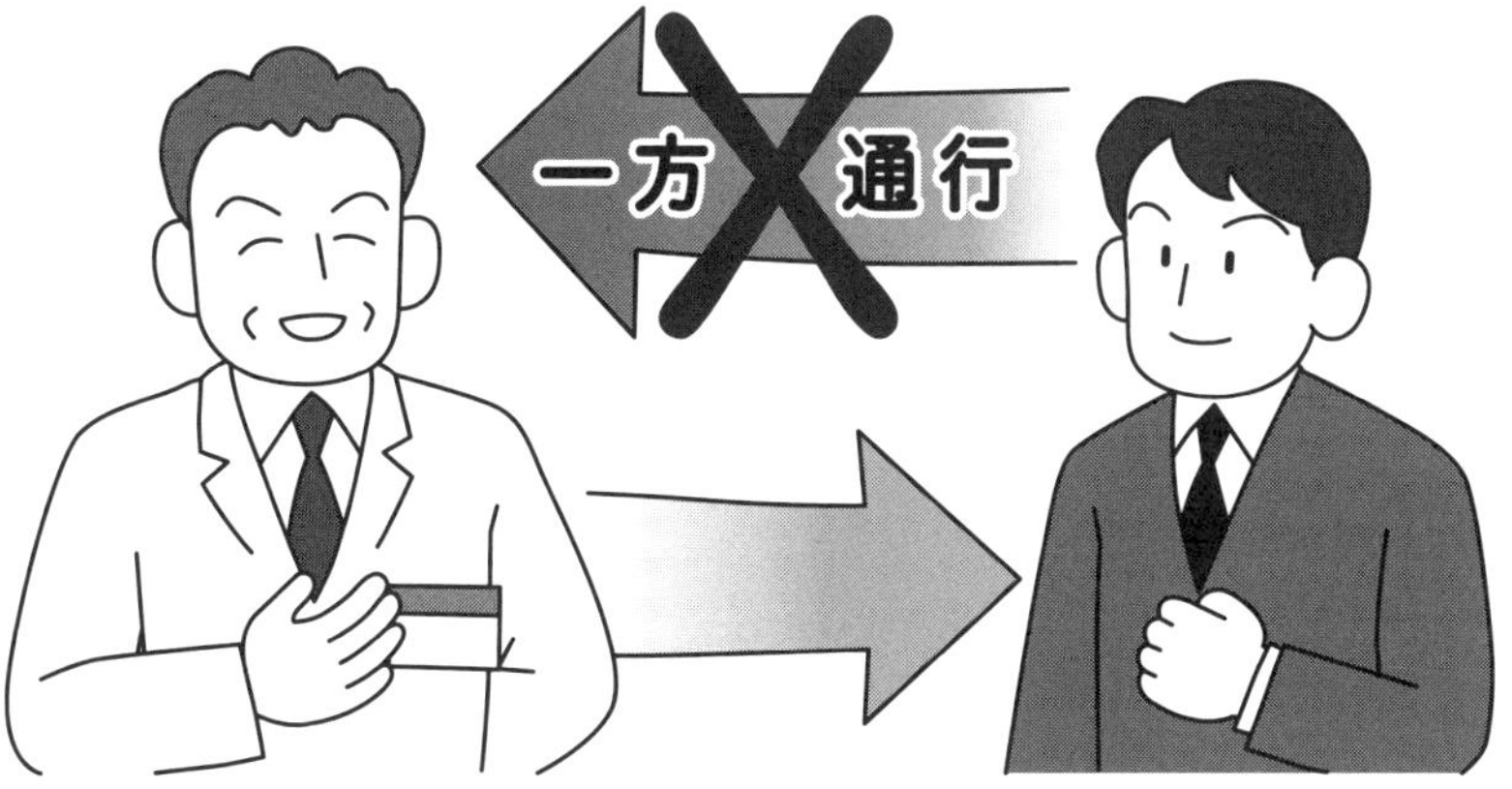

製品パンフレットの使いかた

iPadを活用したMR活動が主流になってきたとはいえ、現場の様子を窺うとなかなか想定通りに活用できていないようです。たとえデバイスが秒速で立ち上がったとしても、病院の廊下を歩いているときにドクターと鉢合わせ、いざ話しかけようと資材を準備するときの利便性は、紙やバインダーには到底叶いません。特に病院では立ち話が多いため、まだまだ紙のパンフレットが重宝されています。

製品パンフレットは訴求する内容に応じていろいろなものが用意されていると思います。前もってそれぞれのパンフレットを読み込み、完全に自分が理解しているかを確認しましょう。内容をよく理解できなければ上司や担当部署に問い合わせ、それでも自信を持って説明できる確信を持てなければ、思い切って使わないほうが無難です。あやふやな状態でドクターや薬剤師に説明し、質問を受けた時に即答できないと、皆さんの信頼が傷つくことになりかねません。

ターゲットドクターそれぞれに適切な製品パンフレットを使うのが理想ですが、パンフレットだけでは情報量が不十分な相手がいることも確かです。そのような相手にはたとえば、Pub Medなどで得た海外論文の新着情報も活用できるでしょう。ドクターの興味がある分野で、自分が訴求したい内容に関連した文献をパンフレットと一緒に持参すれば、自分が望むストーリーに導くことができると思います。

英語の文献を持参するときには日本語のサマリーを準備し、スタディの背景と目的、試験の方法、結果、結論を簡潔にまとめてみてください。辞書引き引きで面倒かもしれませんが、自身の英語力アップに役立ちます。

また、訴求ポイントをマーカーやポストイットでハイライトしておくのも一考です。こうすれば多忙な相手に注目してもらえますし、自分も訴求点を絞ったプレゼンテーションができます。医局の秘書や受付に言付ける時も、他のパンフレットとの差別化になるでしょう。製品パンフレットを上手に活用し、いろいろと工夫した宣伝活動を試みましょう。

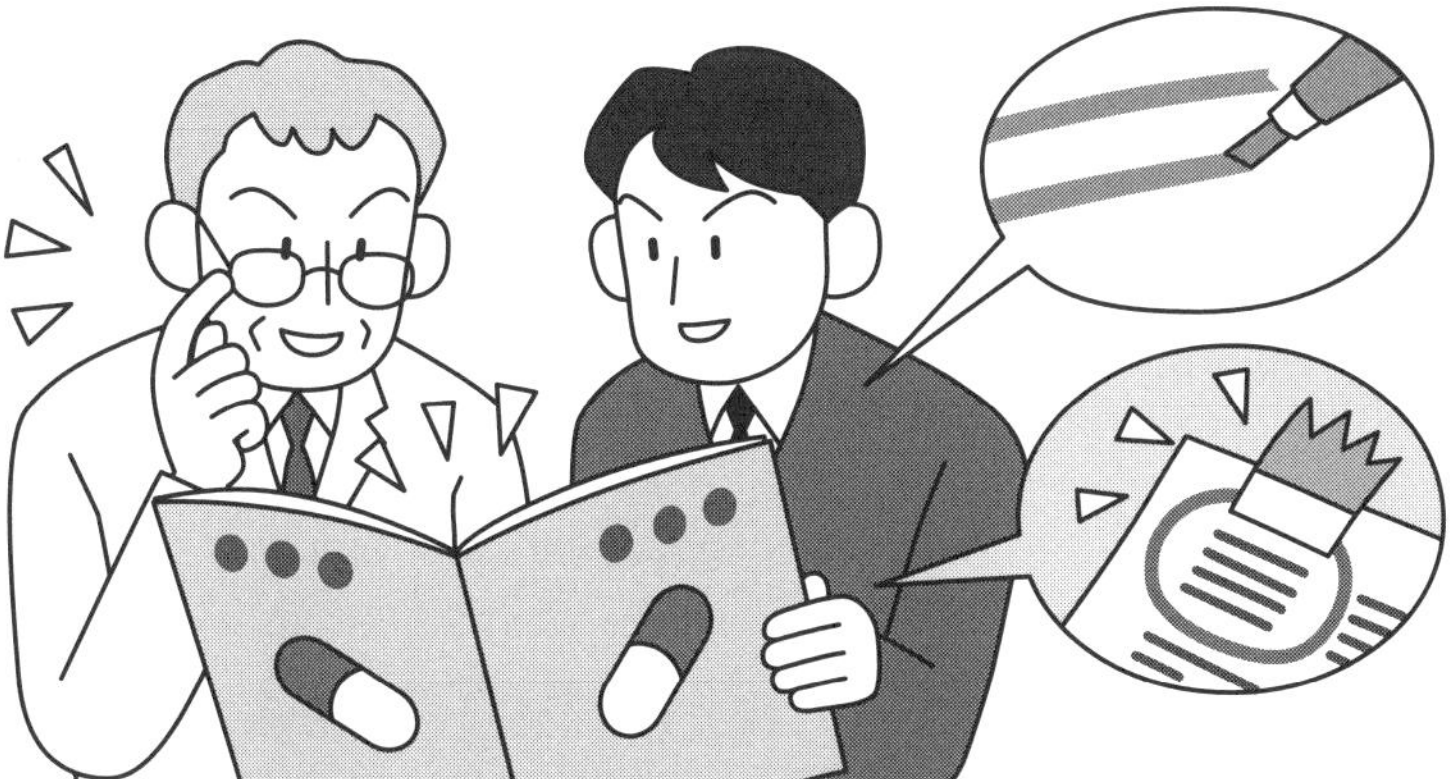

処方依頼のしかた

薬の営業が他の業界の営業と決定的に異なる点は、営業担当者（ＭＲ）が売買の決済をしないことです。自分の代わりに薬を売ってくれる人（卸ＭＳ）がいるので、自分の知らないところで自分の担当製品が売られ、実績が上がっていきます。極端な話、自分がいなくても薬は売れるのです。この状況下でドクターに「薬を使ってください」とお願いするのは、なんとなく言いづらいですね。言わなくても売れるのなら、言わないでいようと逃げ腰になってしまうのは自然です。また、必要とされる患者さんに必要とされる薬が投与されるのが理想であり、自分がお願いしたおかげで不要な患者さんに投与され、もし何かあったら……とか、薬は患者さんの容態に応じて選択すべきもので、ＭＲが処方を歪めていいのだろうか……などと心配になる人こそ、ＭＲとして必要な倫理感をお持ちだと思います。しかし、そうは言っても上司や会社からは処方依頼をするよう指導されていると思います。それは、相手や状況によっては処方依頼すると処方量が増えること、依頼しないと処方が出ないことがわかっているからです。ただし、処方依頼は一様に行うのではなくケースバイケースで行うようにします。

まずは処方依頼をすると処方が増えるドクターなのかそうでないドクターなのかを見極める必要があります。卸ＭＳから聞いたり、try and error で試してみたり。試すときにはお願いしたときのドクターの表情や反応を注意深く確認し、露骨な処方依頼をいやがるドクターならば以後は慎んだほうが良いでしょう。一般的にドクターとの距離が近くなればなるほど処方依頼は受け入れられやすいものです。訪問を始めて日の浅い頃には慎重にしたほうが良いでしょう。「薬を使ってください」というセリフがストレートすぎて言いにくいなら、「新患に投与された使用感を伺いたい」など婉曲に伝えても伝わると思います。自分のスタイルと相手の反応を見つつ、決して嫌がられないよう、ベストなタイミングで処方依頼ができるまで練習しましょう。

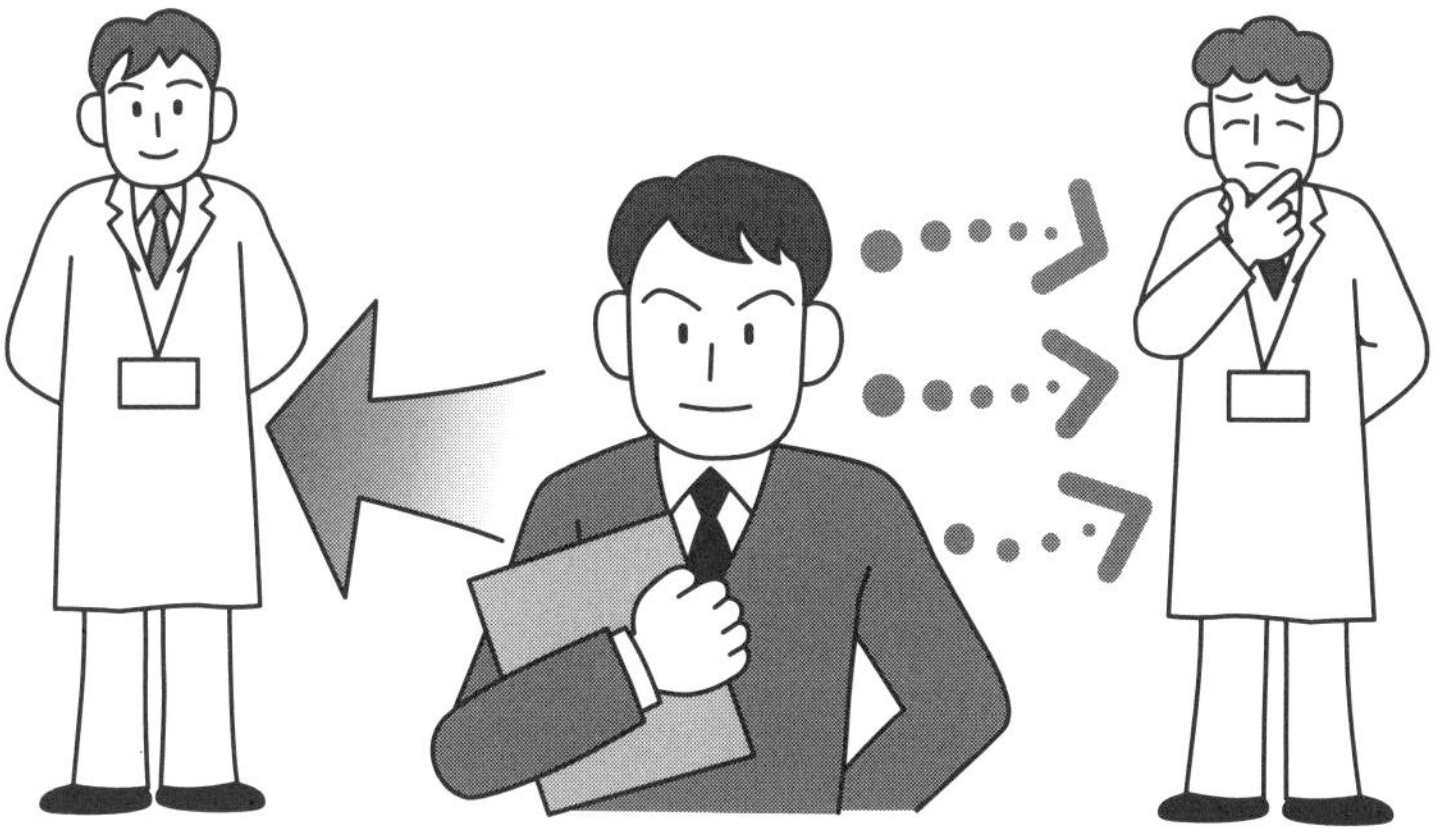

第3章
一歩先を行くヒント

MRに望まれる立ち居振る舞い

ブランドパーソナリティとは、自らをブランドと見なして磨いていく考え方です。MRはドクターはじめ多くのステークホルダー（利害関係者）と接しますが、調査で「望ましいMR像」が浮かび上がっています。MRはステークホルダーが期待するMR像に近づくよう、努力することが望まれているのです。

時間・約束を守るMR

医療従事者はその仕事柄、約束の履行を大事に考えていますので、時間に遅れたり依頼されたことを忘れることは絶対にあってはなりません。万が一、約束が果たせそうにない場合には必ず事前に「報・連・相」しましょう。約束自体をうっかり忘れて、事後になってしまった最悪の事態には、速やかに謝罪に向かいましょう。謝りに行くことは誰もが嫌ですが、対応が遅くなればなるほど重症化します。そのようなことにならないようにマネジメントしておくことも大切ですが、緊急時にバタバタとならないよう、時間も心も余裕を持って行動することが、リスク管理上もっとも大切だと思います。

社交的な、誠実な、性格のいい、好感が持てるMR

医療従事者はひとりひとりがプロフェッショナルのため、応対するMRも同様であることが求められています。高いコミュニケーション能力や優れた人間性は必須です。MRのなかには処方権のあるドクターにだけお辞儀をし、看護師や薬剤師にはぞんざいな接し方をする人もいますが、褒められたことではありませんし、周りから見られていますので注意しましょう。分け隔てなく誠実な態度で応対するMRは評判が良くなり、周りのサポートを得られるはずです。特にドクター以外の方からの評判の良さは意外な時に自分を助けてくれるものです。たとえば、病院で薬の整理を行う際、同種同効品の口座を間引くことがありますが、評判が良くないMRの薬を優先して削除するのは珍しくありません。なお、好感を得るためには服装や髪型、化粧など外見にも気を配りましょう。医療従事者と同レベルに合わせると間違いありません。不快感を与えないよう清潔を保ちましょう。

責任感の強い、自立している、落ち着いた、洗練された、知性的なMR

MRは自社製品に関して、担当施設への会社代表者ですから、製品情報に関しては隅々まで網羅している必要があります。暗記はできなくても、どの資料のどこを参照すれば必要とする情報があるのかを常に準備しておきましょう。正確で迅速な対応が信頼を構築する王道です。ドクターや薬剤師からの問い合わせは、自分に課せられた試験のようなものです。合格すれば信頼関係が強くなりますし、及第点に届かなければ挽回には多くの時間と労力がかかります。いざというときのために日頃から心構えをしておきましょう。ドクターや薬剤師はMRに質問を投げかけたときの対応を見ています。とっさの場合にも動じず、落ち着いて対応することが求められています。

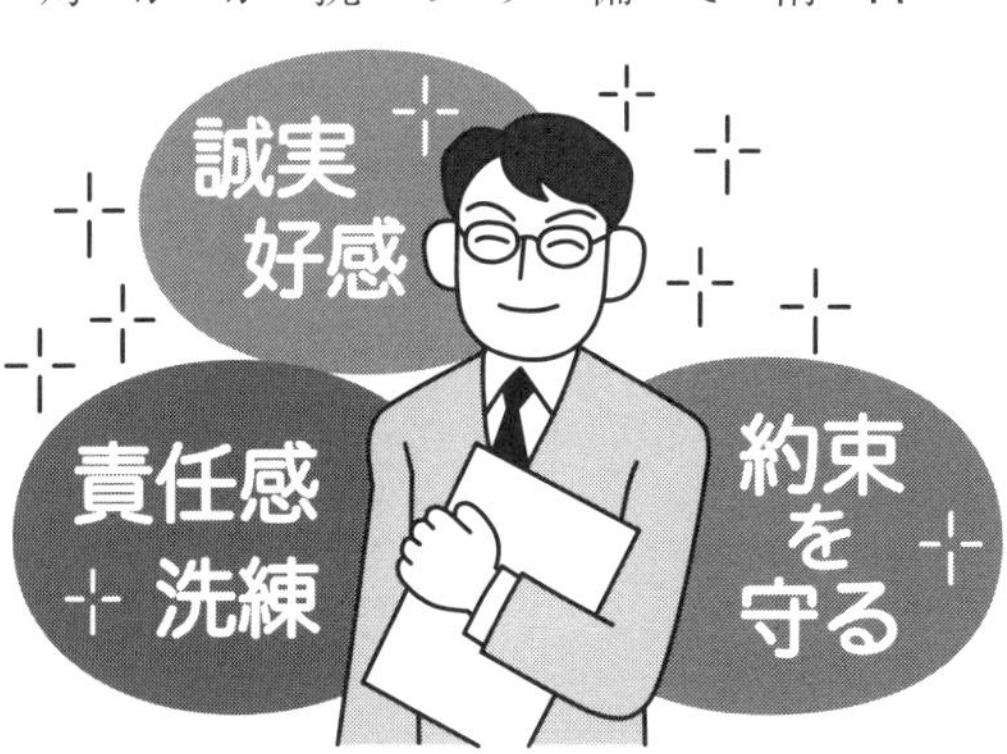

なかなか面会できないときは

診察などで多忙で会えないドクターほど症例数が多く、ターゲット先になりがちです。病院では外来でも医局でも会えないとか、診療所では何度訪問しても受付で門前払いされてしまう。アポイントもなかなか取れない……そんなドクターにはどうすればいいのでしょうか。

もし皆さんが病院担当ならば、職員用駐車場や医局へ向かうエレベーター付近にMRが立っているのを見たことはないでしょうか。コンタクトがそれほど強くなくても朝の挨拶と「資料を○○に置いて／お渡ししておきます」くらいは言えるでしょう。コンタクトがある他のドクターに、ターゲットドクターとはどうやったら会えるのかを聞くのも一案です。病院の管理職はたいてい定例会議がありますので、会議が終わるころに会議室付近で待つこともできるかもしれません。医局の秘書も重要な情報源ですので、赴任時にはまず秘書とのコンタクトを取り、信頼関係をつくるようにしたほうが賢明です。他社MRを（表現は悪いですが）尾行することも方法のひとつです。担当の長いMRに教えを請うことも恥ずかしいことではありません。先人に倣うのも近道です。

診療所の場合はドクターが施設にいることはわかっていますので、まずはコツコツと訪問を続けましょう。会えなくても必ず何かを受付に言付けます。パンフレットならばそのまま渡すのではなく、訴求点を簡潔にメモ書きしたものを添えるなど、ひと手間をかけることで、受付でゴミ箱に行くか、ドクターの手元に届くかが変わってきます。この手間を惜しまず、続けることでドクターに本意が伝わり、処方が伸びた例はたくさんあります。また、病院勤務医と同様、診療所を担当している卸MSに聞いたり同行したり、コンタクトの強いMRがどうやって面会しているのかを聞いたりすることでも、突破口を見つけることができるかもしれません。

なお、ドクターの勤務形態を問わず、週末の活動に参加することでも会うチャンスは作れます。患者さんとのふれあいの場やボランティアイベントなどにドクターが参加する際、自分も参加できる機会があると思います。お互いのプライベートの一面を知り合えれば、仕事のときでもグッと近づけると思います。

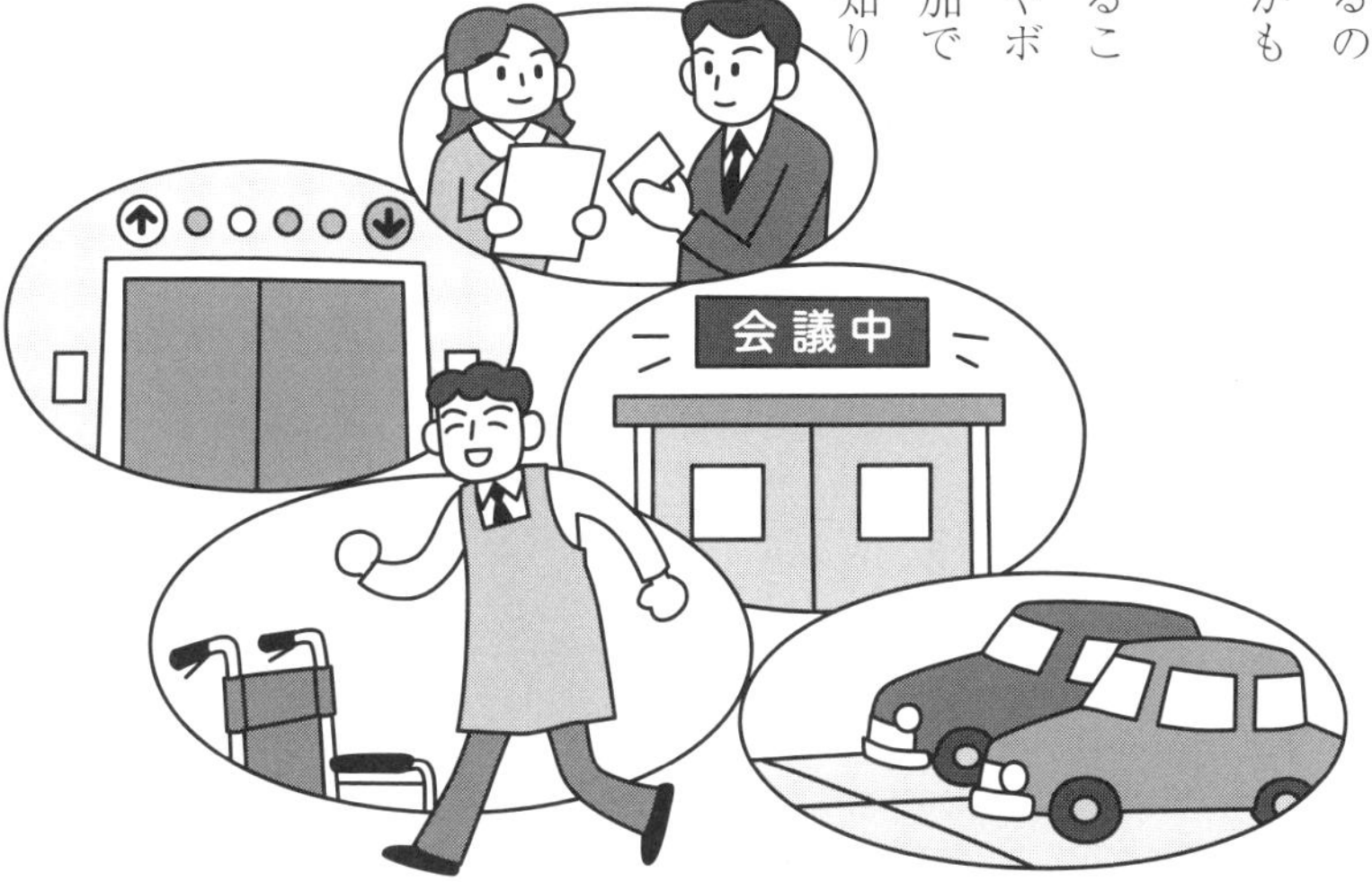

同僚MRとの協働のしかた

会社の同僚は仲間であり良きライバルでもあります。それをわきまえたうえでwin-winを念頭に、切磋琢磨できるような関係を築くのが良いと思います。

まずは日々の宣伝の練習です。ドクターとの限られた面会時間の中でいかに効果的なプレゼンテーションができるかどうかは、日々の練習プラス場数がものをいいます。会社の研修では上司や同僚に見られて恥ずかしいので、満足にロールプレイができていないかもしれませんが、同僚にお願いして二人きりで行えば、真剣に練習できると思います。二人でやると相手の勉強にもなりますので、ぜひ声をかけてみてください。

説明会の練習も同様です。いきなり大人数の前でやるから緊張して頭が真っ白になるので、慣れるまではまず壁に向かって……次に相手ひとりに向かって……と段階的に練習してみてください。

営業所の会議で時間を貰い、本番さながらの練習ができれば自信がつきます。同僚から忌憚のないコメントを貰うのは非常に辛いものですが、恥は社内で掻いてしまったほうが得意先で失敗しないものです。得意先でドクターや卸MSから冷ややかな目で見られることを思えば、社内で失敗したほうがずっとマシです。

練習時には質疑応答のトレーニングもぜひ行ってください。本番ではいろいろな質問が出ますが、即答できるかどうかで皆さんの評価が大きく変わってきます。質疑応答を無難に乗り越えることができれば、一人前のMRと言えるものです。

また、得意先の病診連携を進めようと思ったら、並行して社内の連携も進めることが不可欠です。もし皆さんが診療所担当ならば、地域の病院を担当している同僚とは密に連絡を取り合うことが大切です。病院の勤務医がアルバイトで週1回診療所に来ていたり、その逆だったりするケースはたくさんあります。その場合、ひとりのドクターを二人で担当していますので、お互いがドクターに面会する度に「報・連・相」を行う約束をしておけば、双方のメリットになるでしょう。MR活動は自分一人で完結しようとは思わず、営業所や支店、本社など組織力を生かすことを心がけ、手柄を独り占めせずwin-winすることを念頭に置けば、いろいろなことが上手く進むものです。

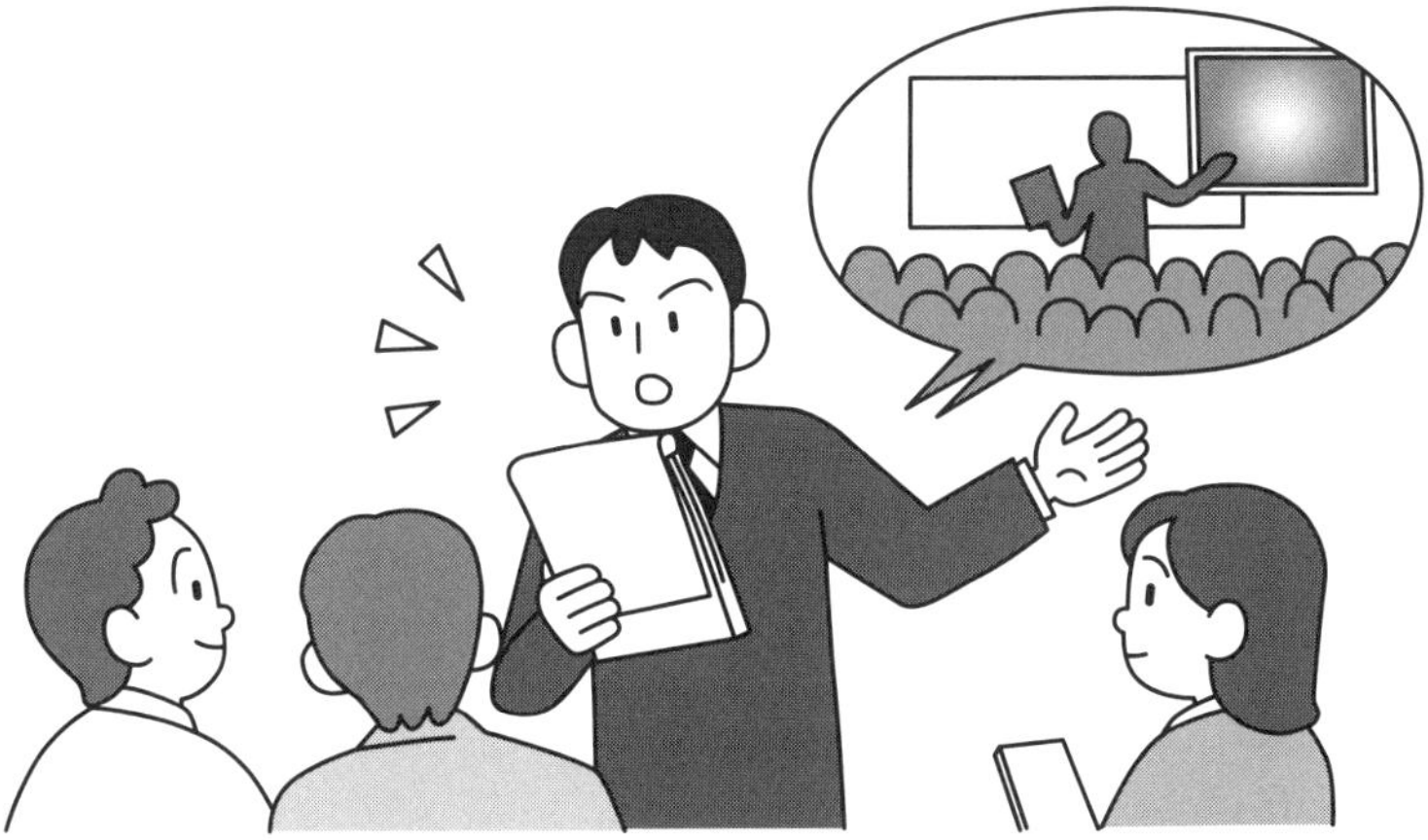

卸MSとの協働のしかた

卸MSはMRの大切なパートナーです。MSがMRの担当製品を納品してはじめてMRの売上げとしてカウントされます。また、MRと異なりMSはほぼ毎日得意先を訪問し製品名をコールしてくれますので、MSはMRの分身と言っても過言ではありません。さらにMSは、ドクターに面会するのはもちろん、MRが面会をしそびれがちな事務方とも交流しています。つまりMSと協力するのは、施設の攻略上重要かつ効果的な戦略です。

新人MRから「MSとの付き合い方がわからない」という声を聞きますが、ビジネスですから無理して飲みに行ったり遊びに行ったりして仲良くなる必要はありません。その代わり得意先をよく訪問して評判を上げ、ドクターの処方を増やしMSに薬の注文をプレゼントすればいいのです。付き合い下手でも、仕事で認めてもらえればMSとの信頼関係は強くなります。逆に、仲良しだけではMSはついてきません。

なお、デポを訪問したときには自社の存在をアピールするため、必ず幹部にも挨拶しましょう。卸幹部はMRの訪問状況を良く見ています。彼らにとってはどこの会社の製品でも売れることが最優先ですから、MRが熱心に活動している会社と組もうとします。また、MSの上司である卸幹部とのコミュニケーションを良くしておくとメリットがあります。卸幹部は管理職が対応すればいい……と上長任せにしているMRが散見されますが、折を見て卸幹部にも担当先の状況を伝えておくと有事には力になってもらえます。また、卸幹部にMSの手柄を伝えてあげると、MS本人も幹部も嬉しくなるものです。

ＭＲとＭＳとの理想的な関係はどのようなものでしょうか。たとえば、新薬発売時にはＭＲがドクターに宣伝して口座開設を導き、ＭＳが速やかに納品する。その後ＭＲとＭＳが協力して製品をコールしたり説明会を開催したりして処方を伸ばすなど、共通の目的に向かって一緒に活動していく関係が理想です。ＭＳはＭＲを良く見ており勝ち馬に乗りたがります。皆さんが新たに口座開設を試みる際、複数の会社のＭＳから「施設に同行させてもらえませんか？（その製品はウチから納品させてもらえませんか？）」と誘われるようになれば一人前です。ＭＳとの同行はドクターに対してもＭＳに対しても意識づけとなり、たいへん有用ですから積極的に取り入れましょう。

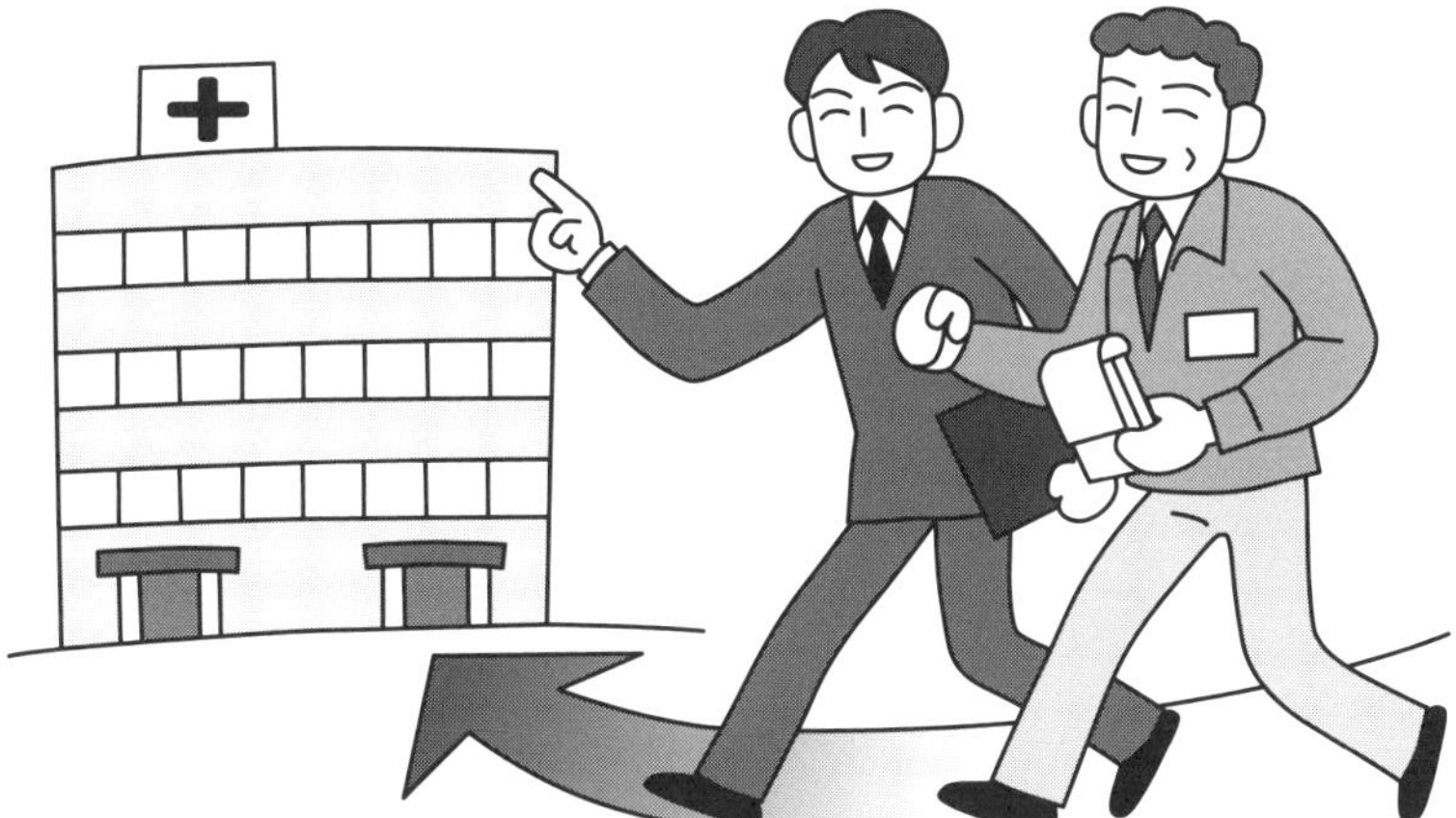

卸MSとの「詰め活動」

MSは日々どれくらいの人数のMRと応対しているのでしょうか。診療所担当者の場合でだいたい100名のMRと連絡を取り合っているようですから、MRそれぞれが売り込みたい製品数を掛け合わせると、MSが扱う薬の数は何百品目にもなります。MSによると営業中はMR100名のうち10名くらいとそのトップ製品（30製品）くらいしか頭に浮かばないようですので、MRの皆さんは、MSの頭の中での競争にも勝たねばならないのです。

MSとの協働をうまく進めるために、毎日卸デポに通いましょう。MSに自分と自社製品を覚えてもらうには、ドクターと同じようにコツコツと面会を重ねるのが王道です。メールや電話よりもFace to Faceのほうが「お願いの心」が通じるからこそ、デポに日参することが大切なのです。朝のデポは戦場のように忙しいのであいさつ程度にとどめ、ゆっくり話をするのは夜にしたほうが良いでしょう。

月末になると、MRもMSも目標を達成するための活動……『詰め』を展開します。MRはもちろんMSも必死で、「どの会社の製品をいくら売ってこなくてはならない」と優先順位が作られます。MRは自社製品を少しでも優先してもらいたい気持ちが高まり、MSの争奪戦になります。このとき自分の要望をきちんとMSに認識してもらい、確実に売ってもらうにはどうすればいいのでしょうか？

MRのAさんは試行錯誤の末、MSの名前、得意先名、希望納入品目、希望納入数量と自分の名前、「お願いいたします」のひとことを付箋に記載して渡していました。これを「ペッタンメモ作戦」と名づけていましたが、MSには評判良く実際に有効でした。

ＭＳは以下のようなコメントをしています：
・口頭で言われても忘れてしまうがメモがあると思い出せる
・蛍光色の付箋を手帳に貼っておくと目立つし気になる
・手書きなので活字の中で際立って見やすい
・自分のために手をかけてくれているという気概が伝わってくる
・納入に成功して剥がすのが楽しい、達成感を感じられる

特に若手ＭＲは年長のＭＳに依頼しにくいこともあると思いますが、少しの心遣いでお互いが気持ちよく働けるものです。ＭＳは自分の分身であり、大切なパートナーなので、礼を尽くして協力を得、仕事の効率を上げましょう。

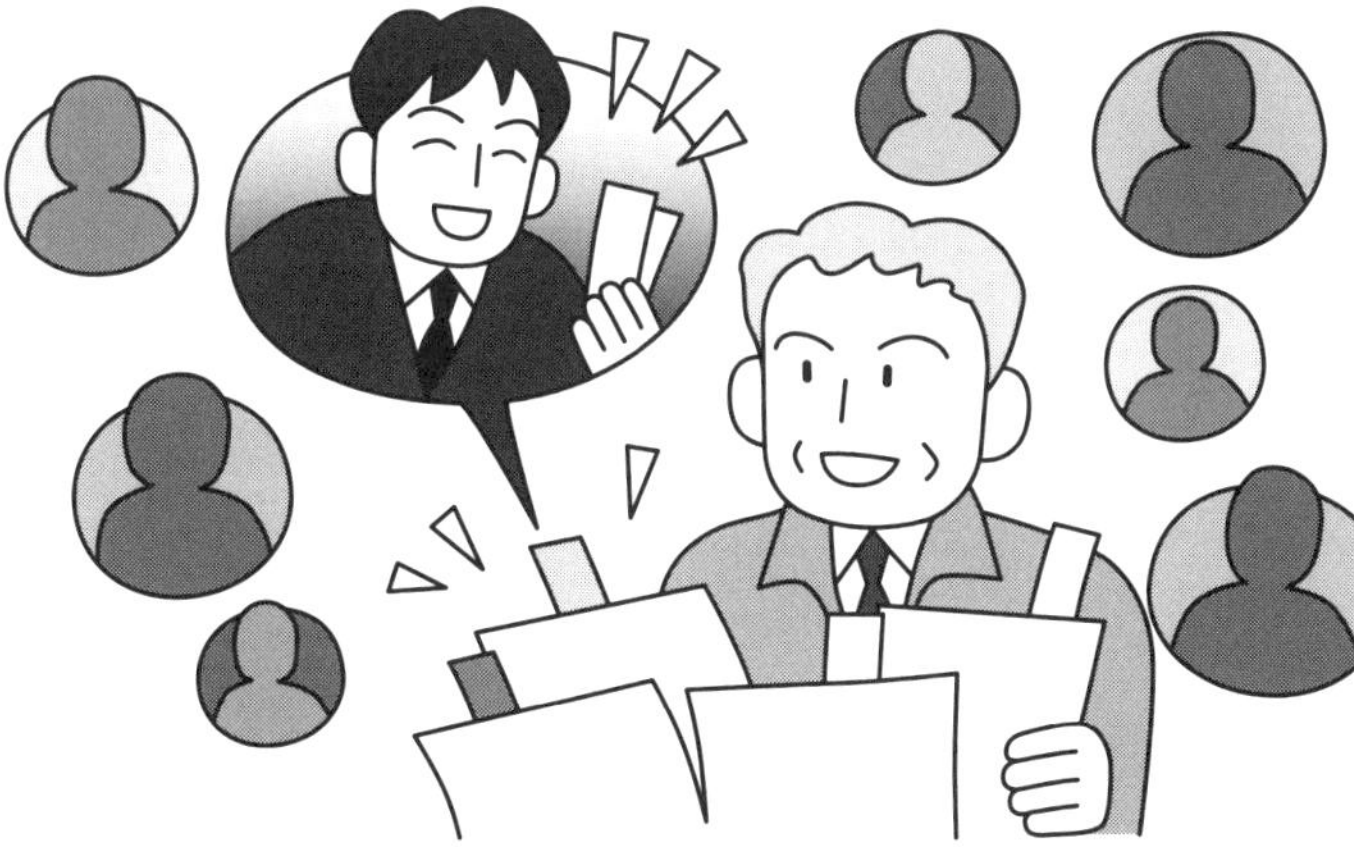

説明会の取りかた

説明会ではドクターをはじめ薬剤師など医療従事者に向けて体系的にプレゼンテーションを行うことで、製品の特徴を集中的に伝えることができます。また、説明会中に弁当や茶菓を提供することで、先方とのコミュニケーションを良くできる利点もありますので、積極的に説明会開催を打診しましょう。施設によってはドクターや薬剤師ではなく、秘書や受付などの施設スタッフが説明会日程を管理していることもあります。施設ごとにどのようにして説明会を予約できるのか、前任者やＭＳなどから情報収集しましょう。

説明会の予約が取れたらどのようなストーリーに仕立てるかを考えます。この時、前もって聞き手のニーズを把握しておくことが大切です。薬の特徴を最大限に引き出せる使い方が知りたいのか、気を配りたい副作用のことを知りたいのか、患者への効果的なムンテラ方法が知りたいのかなど、相手によって聞きたいことは千差万別です。この事前作業を怠るとすれ違いが生じることに繋がり、不満が残る説明会になりかねませんので、注意が必要です。

また、ドクターの専門やよく診ている疾患・患者背景を考慮することも大切です。たとえば、糖尿病専門医に糖尿病薬の使い方を説明しても釈迦に説法かもしれません。しかし、糖尿病患者に認知症が多く併発することは知ってはいるものの、その治療薬についてはそれほど明るくなく、情報を欲しているかもしれません。このようなケースがありますから、事前にドクターとよく話し合うことが肝心です。独りよがりの説明会はかえってマイナスになることがあるので注意しましょう。

さらに参加者によって内容を工夫する必要があります。たとえば、診療所ではドクター以外のスタッフのほうが多く、その中にドクターの家族が入っていることもあります。この場合、製品説明一辺倒だと退屈なので、一般的な話や社会の話題をちりばめることも必要でしょう。ドクターにとってスタッフは身内同様なので、全員の満足度を高めることを心がけましょう。

ＭＲのＡさんは診療所で説明会を実施する際、内容のレベルをスタッフに合わせていました。スタッフの皆さんが飽きないよう製品以外の話を多めにし、長くても15分のプレゼンにしました。スタッフの満足はドクターの満足に繋がります。一方病院の場合は参加者の中でもっとも高い職位の人のレベルに合わせました。病院のドクターは簡単で既知の話と感じると、その瞬間に集中力が落ちるからです。どちらにしても、相手に合わせた工夫が欠かせません。

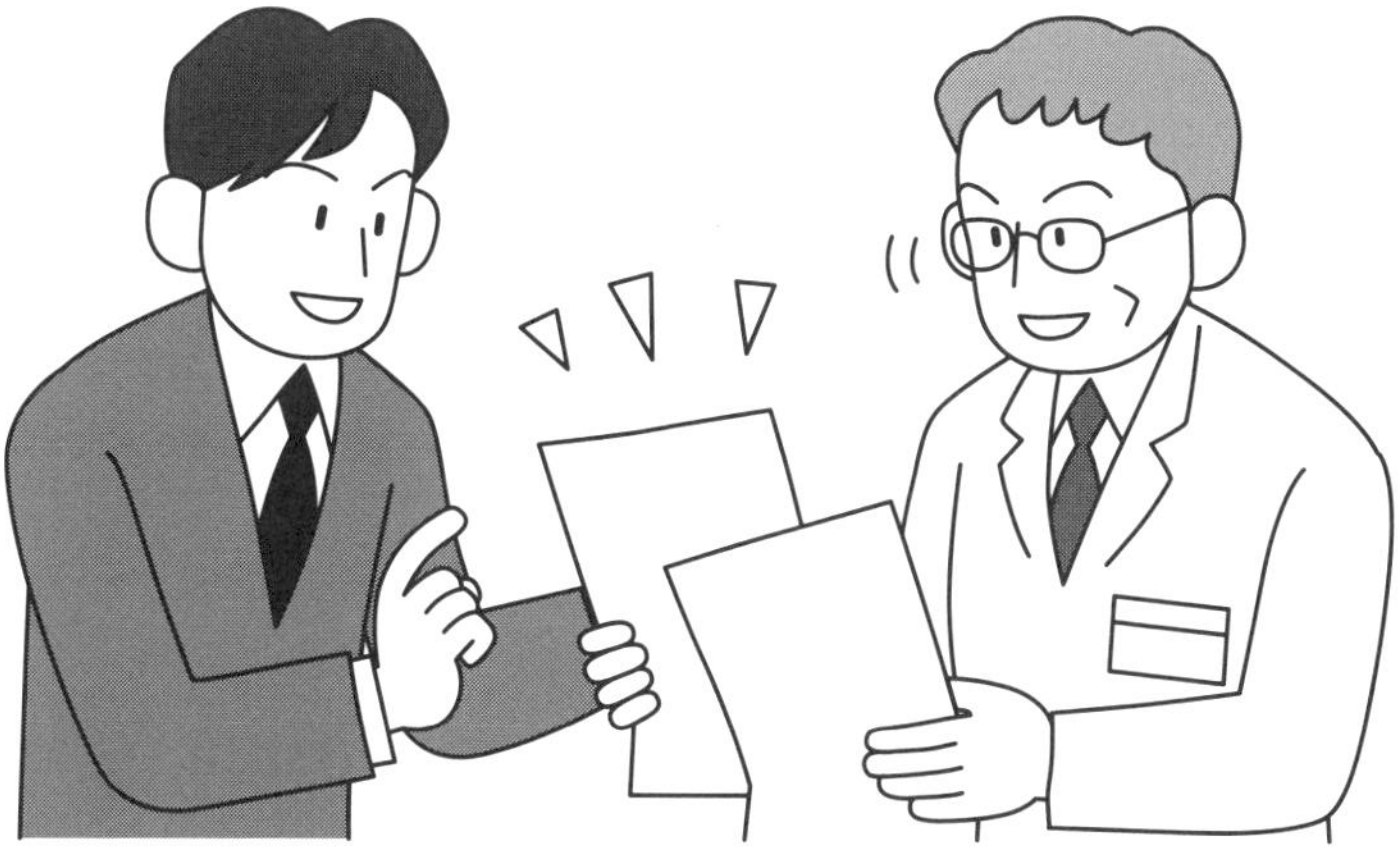

説明会の準備と実施

それでは説明会での発表資料を準備しましょう。パワーポイントは1枚につき1分の説明がセオリーなので、説明の時間が15分ならば、パワーポイントは15枚が適度です。まず全容を俯瞰するために紙を用意し、資料の枚数分だけ四角を書きます。15個ならば5個ずつ3段に、10個ならば3段に3－4－3個ずつといったように作ります。そしてその四角を序論、本論、結論と3分割します。もし資料が15枚ならば5枚ずつ3段で計15枚、10枚でしたらそれぞれ3－4－3枚になります。図を描いて全体像を把握すると、論理的で筋の通った話を組み立てられます。

それぞれの「四角の中」にはテーマを書き込みます。たとえば、序論のところには「背景」「市場」「疫学データ」など、本論のところには「大規模臨床試験の紹介」「同効種との差別化ポイント」など、結論のところには「自社製品の優れている点」「ドクターに処方して欲しい患者像」などを記入します。この作業を丁寧に行うことで、ドクターや薬剤師などに分かりやすく、説得力あるプレゼンの流れを作ることができます。

次に、実際にパワーポイントを組んでいきましょう。いまは本社が作成したパワーポイントを編集せずそのまま使うことが奨励されていますが、それではドクターや薬剤師など現場のニーズを満たせないこともあります。自分でパワーポイントを作ることが禁止されているのであれば、口頭で伝えるための準備が必要でしょう。プレゼン資料が組めたら声に出して練習し、使う言葉や話の流れを確認しましょう。

さて当日、説明会の出だしは平素のお礼を述べ、これから説明する内容のサマリーをひとことで話してからスタートします。練習をしておけば自信をもって話ができるでしょう。説明会の終わりにはサマリーを述べ、処方依頼をしましょう。説明会実施の次の訪問時には時間をいただいたお礼と処方確認を行ってようやく、一連のアクションプランが完結します。

もし説明会で質問が出れば、その説明会はドクターの興味を引いたことになるので大成功です。その場で答えきれない質問については、あやふやにせず持ち帰り、遅くとも翌日までには回答しましょう。数をこなすことでよく聞かれる質問、すなわち顧客の興味を惹く部分が分かってきますので、即座に回答できるようになりますし、日ごろのプロモーションにも活用でき一石二鳥です。

なお、とくに診療所での説明会には、製品を納入してくれているMSを誘いましょう。院外薬局がある場合は薬剤師にも同席してもらうことで、彼ら／彼女らの製品知識も増えますし、自分の仕事を見せることができます。MSには、説明会で話題にする製品を一緒に売っているのだという一体感を感じてもらいましょう。

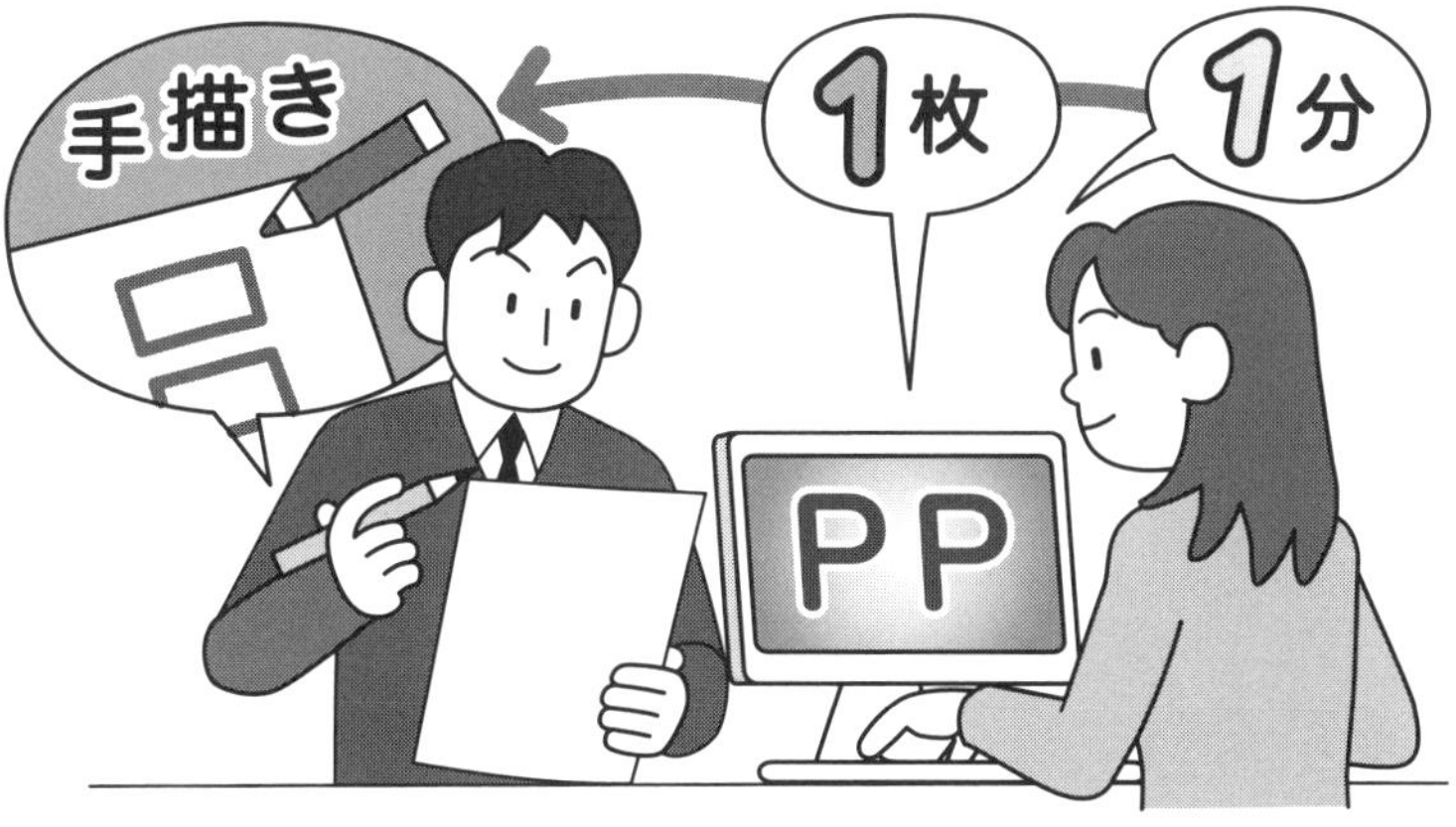

名刺やメモのつかいかた

名刺は自分の分身として、いろいろと活用できます。

診療所でなかなか面会できないドクターには、受付で差し出す名刺に「○○の件で1分だけお時間をいただけないでしょうか」などメッセージを添えてはいかがでしょうか。用件がわかり短時間ならばと、面会のチャンスが出てくるかもしれません。受付に持参した資料を言付ける時も、名刺にひとこと添えると丁寧ですし、相手の手元に届く確率も上がります。

病院の医局で、不在のドクターのデスクに資料を残す時も、名刺が付箋代わりに使えます。スペースが足りなければメモ用紙と一緒にホチキス留めすればよいでしょう。メモを残すのであれば、相手に読んでもらえるようひと手間かけることが欠かせません。疲れて医局に戻ってくるドクターが自分のメモを読んでどう思うか、慮りながら文面を考えましょう。

卸デポでも名刺を活かせます。MSが不在の場合、訪れたことを伝えるとともに、用件を書き込めば仕事が進みます。後で電話したときにも、一から説明する必要はなくなりますし、少しの手間をかけるだけで相手に心が伝わるものです。

製薬会社がMSに渡す医療機関向け販促物「袋詰め」に名刺とメモを貼付け、得意先に配ってもらうこともよいでしょう。袋詰めはともするとMSの車に置きっぱなしにされたり、意図するドクターと違うドクターに渡されたりして、ターゲットドクターの手に届かないことがあります。MSは名刺がついていればおいそれと捨てるようなことはしませんし、「配らないといけない」と思ってもらえます。また、同日に複数の会社が袋詰めをＭＳに依頼した日は、同じドクターにいくつもの袋詰めが配布されるのでインパクトが弱くなり、差別化が必要になります。確実にターゲットドクターに届けてもらい、かつ、他の袋詰めと差別化するためには、名刺の活用は一考です。

ドクターのなかには、足しげく通う、営業活動の熱意度を図るバロメーターだということで、面会してくるＭＲの名刺を保存している人もいます。ドクターにはＭＲ以外にも金融や福祉などさまざまな分野の営業担当者が面会を求めてきます。ドクターとの面会時間確保は、ＭＲ間だけでなく、すべての営業員との競争とも言えますので、「分身」にも活躍してもらうよう、さまざまな工夫を考えてみてください。

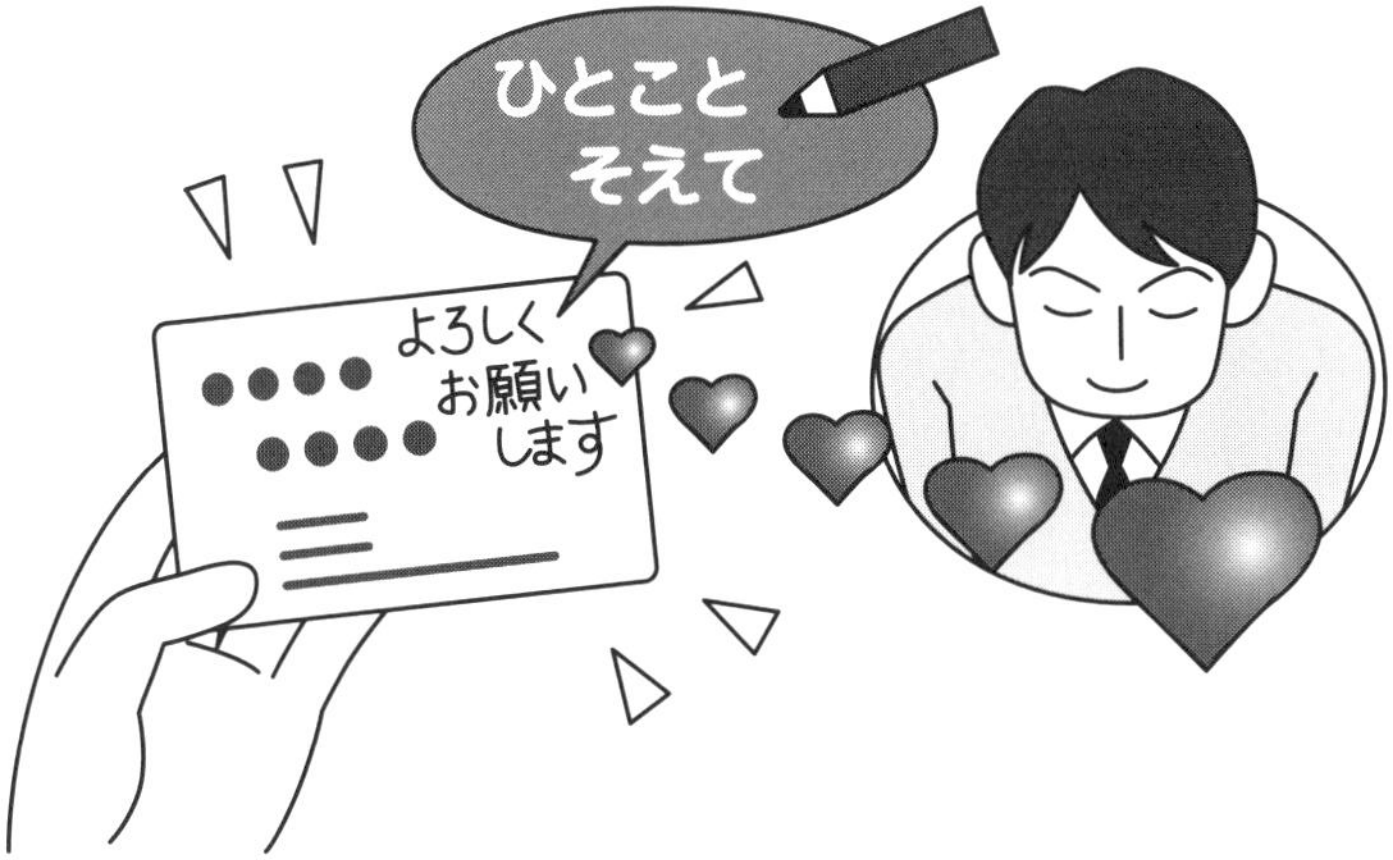

顧客との食事のしかた

「同じ釜の飯を食う」ことで人間関係を円滑にする……これは古来より行われてきた習慣のひとつです。MRがプロパーと呼ばれていた時代には「接待をして処方増を期待する」アクションプランがあり、ドクター側も接待された見返りに処方するという歪んだ関係がありました。現在では自主規制が進み、より本来の目的すなわち講演会の演者など、業務終了後の労いのときに一席設けられるようになりました。

ドクターとの会食が決まったら、店や同席者を検討します。できれば上司に同席してもらったほうが良いでしょう。店はドクターの意向を伺いつつ、接待慣れしている店を選んだほうが無難です。高級である必要はありませんが、個室があり、目立たないお店が適しています。店を検討する際には会社の上司や先輩、他社MRやドクターなどから幅広く情報を入手しましょう。

店が決まったら店主に予算を伝え、料理の内容を相談する際には事前に得たドクターの好みを店に伝えることも忘れないようにしましょう。遅くても会食日の前日には下見を兼ね店に赴き、部屋やメニューを最終確認します。当日は開始時間の小一時間前に到着して店主に挨拶すると熱心さが伝わり、良い会食になるよう協力してくれると思います。会食中は飲酒を控えめにしてドクターの一挙一動に集中し、礼節を忘れず、店員のサポートを活用しつつ、とにかくドクターに会話と食事を楽しんでいただきましょう。中座した時にドクターが帰られる際のタクシーを手配したりお土産を準備しておきます。支払は請求書を会社に送ってもらうのがスマートです。

終了後、ドクターを見送ったら店に戻って店主に感謝の意を伝えるフォローがあれば、次回の会食時に活きてきます。日が浅いうちにドクターを訪問し、お時間をいただいたお礼を述べたら一連のイベント終了です。店の印象や料理についてコメントを得ておけば、次回にほかのドクターを連れて行くときの参考になるでしょう。

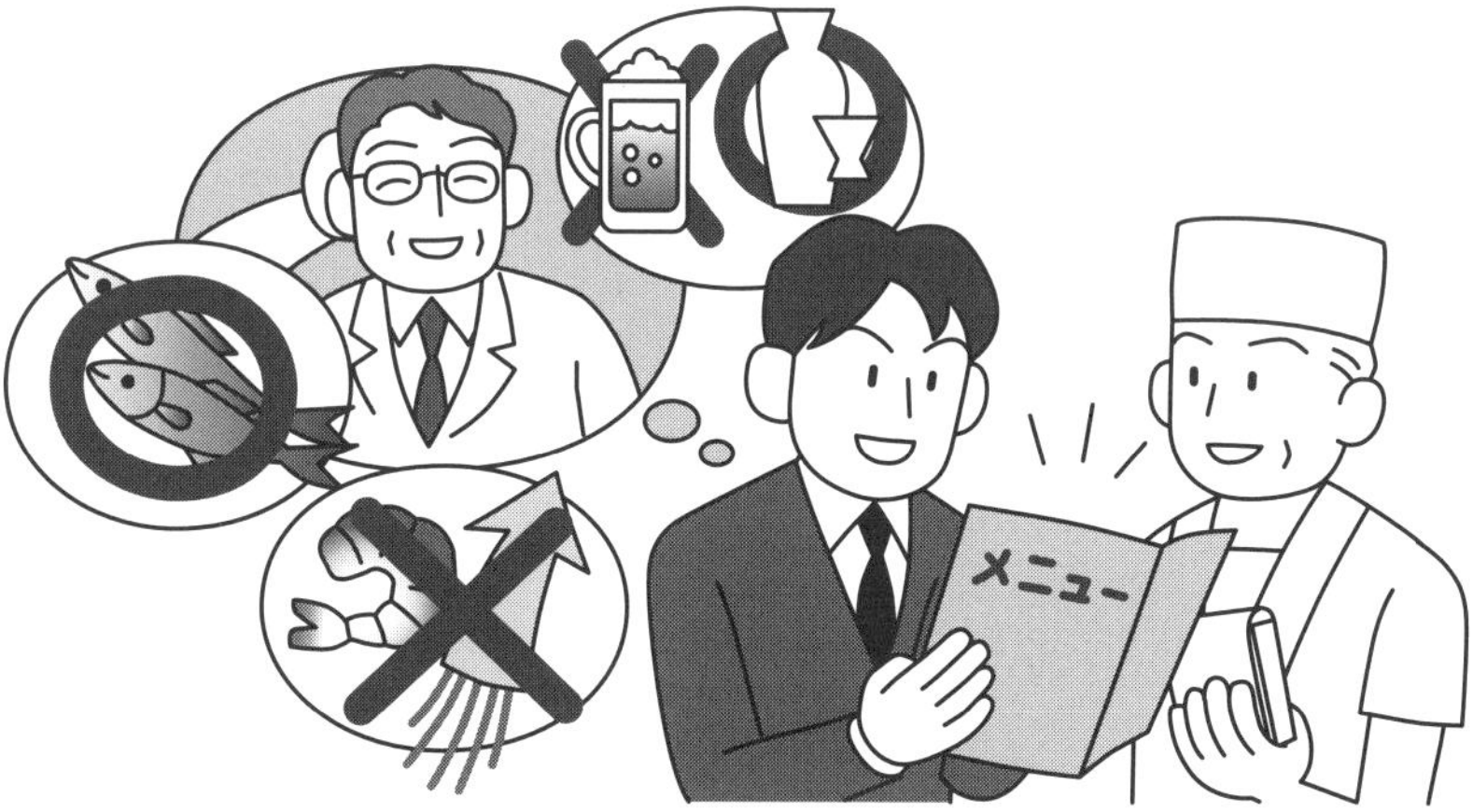

アンケートの活用方法

ドクターに行う「アンケート」は、処方傾向など薬に関する意識や治療方針を知るためのアクションプランですが、会社から言われたから渋々行うのでは有意義でないので、ドクターを知るためのきっかけとして、また、面会時の話題として前向きに活用しましょう。

ドクターに直球勝負で「アンケートにご協力をお願いします」と切り出しにくければ、先方にもメリットがあるような仕組みづくりが必要でしょう。たとえば「この地域の糖尿病治療の現状についてまとめてみたいので、ぜひ先生にもご協力をお願いしたい」と伝えてはいかがでしょうか。そして回答するドクターにも有益であろうアンケート結果のフィードバックを約束すれば、応じてもらえる確率は上がると思いますし、その後の訪問理由にもなるので一石二鳥です。

アンケートは言わば担当地域の市場調査であり、MR活動に有益な情報が得られる手段です。アクションプランとして会社から予算（アンケート回答者への謝礼）がおりているのですから、既存の設問に皆さんが聞きたいことを足すなど積極的な活用をお勧めします。ただし、アンケートの設問数は少ないほどベターです。誰でもびっしりと設問が並んでいたら答えるのが嫌になるものですから、必要十分な設問数を吟味しましょう。紙1枚で、パッと見てすぐに答えられそうだと思ってもらえるようなレイアウトを工夫することも、作戦の一部です。また、自由記載よりも選択肢を選ぶほうが簡便でしょう。

現実的に、アンケートを通じて情報を取りたいドクターは多忙な方が多く、なかなか面会できないかもしれません。そのようなドクターはとてもアンケートを引き受けてくれない、という先入観で片付けてしまっていないでしょうか。受付で面会を断られても諦めず、アンケートの趣旨を書いたメモを同封して受付や秘書に言付けましょう。意図が伝わり賛同してもらえたらきっと回答してくださるはずです。アンケートは会社からやらされると感じているＭＲが多いのですが、会社は情報収集や面会のきっかけをＭＲに授けているにすぎません。せっかくのチャンスですから皆さんご自身で工夫して活用しましょう。

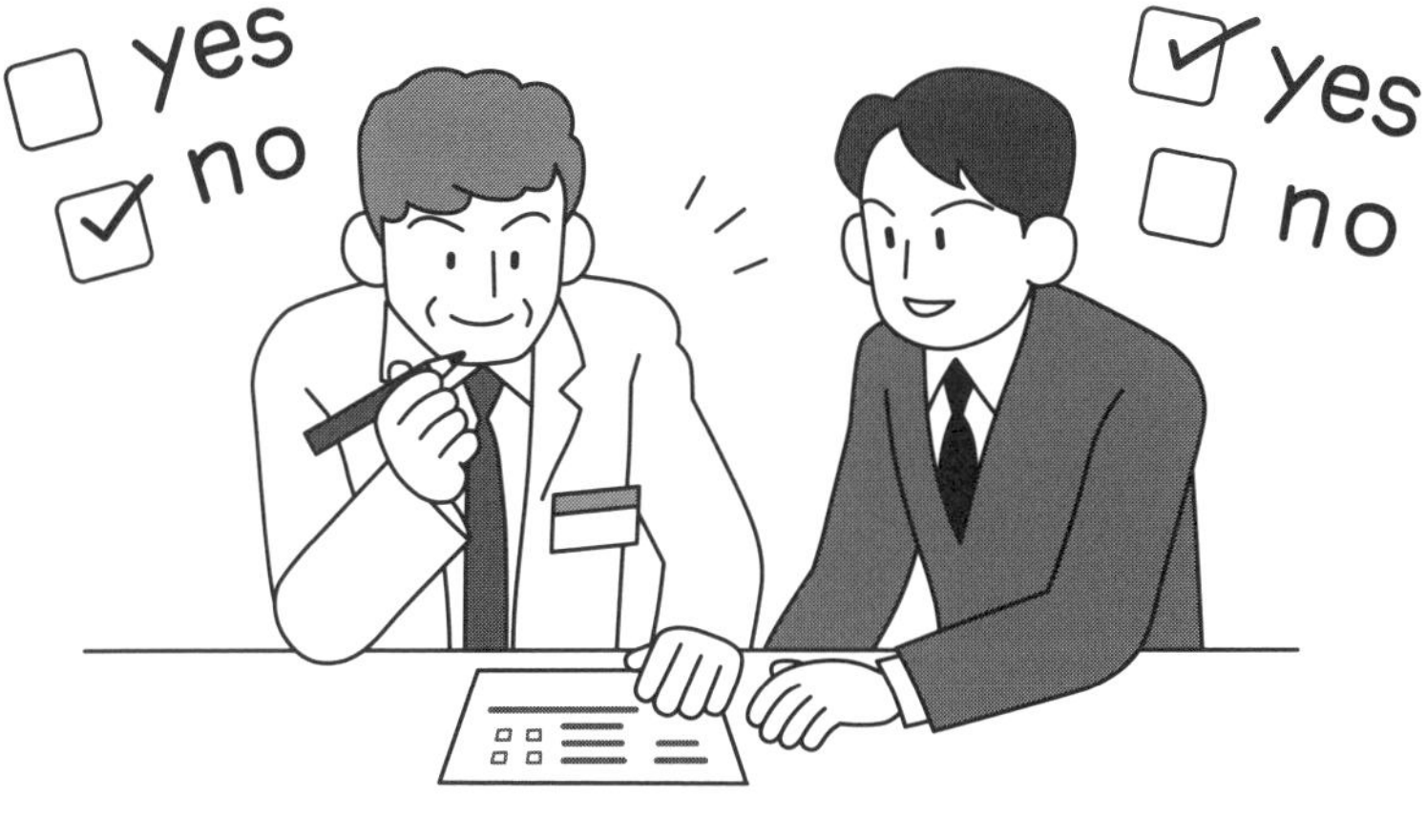

勉強会の立ち上げかた

ドクター主導の勉強会は、参加者の知識向上とネットワークづくりに貢献するとともに、自社製品の宣伝の機会ひいては参加ドクターの処方増が期待できるアクションプランです。会の企画運営は手間暇かかりますが、成功すれば主宰するドクターとの関係は強くなりますし、最終的なリターンは大きくなるものです。会社と座長・講師・参加者の4者のニーズを満たすことが目標となります。新しく勉強会を立ち上げる際のポイントですが、まずは勉強会のゴールを確認し、誰を主宰者にするのか、どのような会にするのかを考えることから始めます。

勉強会のゴール：最終的なゴールは処方増による売上げアップですが、これを前面に押し出すと参加者が白けてしまい、うまくいかないかもしれません。そうではなく、多数のターゲットドクターに参加してもらい、ディスカッションの内容からドクターの興味を知って今後の訪問に役立てるとか、地域医療に貢献していることをアピールして企業イメージを上げるなどをゴールに設定したほうが、長期的なメリットは大きくなると思います。

また、主宰者（座長）を誰にするかで会の成否が決まると言われるほど、人選が肝心です。自社とコンタクトが強く、勉強会をリードしていける実力者でないと務まりません。ターゲットドクターの中から選べるといいのですが、難しければ、ターゲットドクターに適任者を紹介いただく方法もあるでしょう。

座長が決まったら、勉強会のテーマや形式を決めていきます。自社の提案をベースに座長の考えとすり合わせて検討しますが、たとえば、自社製品に糖尿病薬があれば、糖尿病を軸に関連疾患をつなげ、「糖尿病と肝臓病」とか「糖尿病とがん」などのテーマが浮ぶでしょう。また、会の形式はたとえばテーマに沿って話せる人を講師として招へいし、参加者同士が気軽に質疑応答できるよう10名程度に絞るとか、毎回テーマを変え、参加者も毎回変わるような会にするなど、座長と自社とのディスカッションで参加する意義がある会になればと思います。

なお、講師選定も座長と相談して決めていきます。座長の知り合いのドクターが自社のターゲットドクターだとwin-winなのですが、先に述べたように、会の成否は座長次第なので、自社よりも座長の意向を優先させたほうが上手くいくものです。座長が「自分の会」として企画推進に積極的になればなるほど有意義な会になりますが、座長をやる気にさせるのはＭＲの力量次第です。

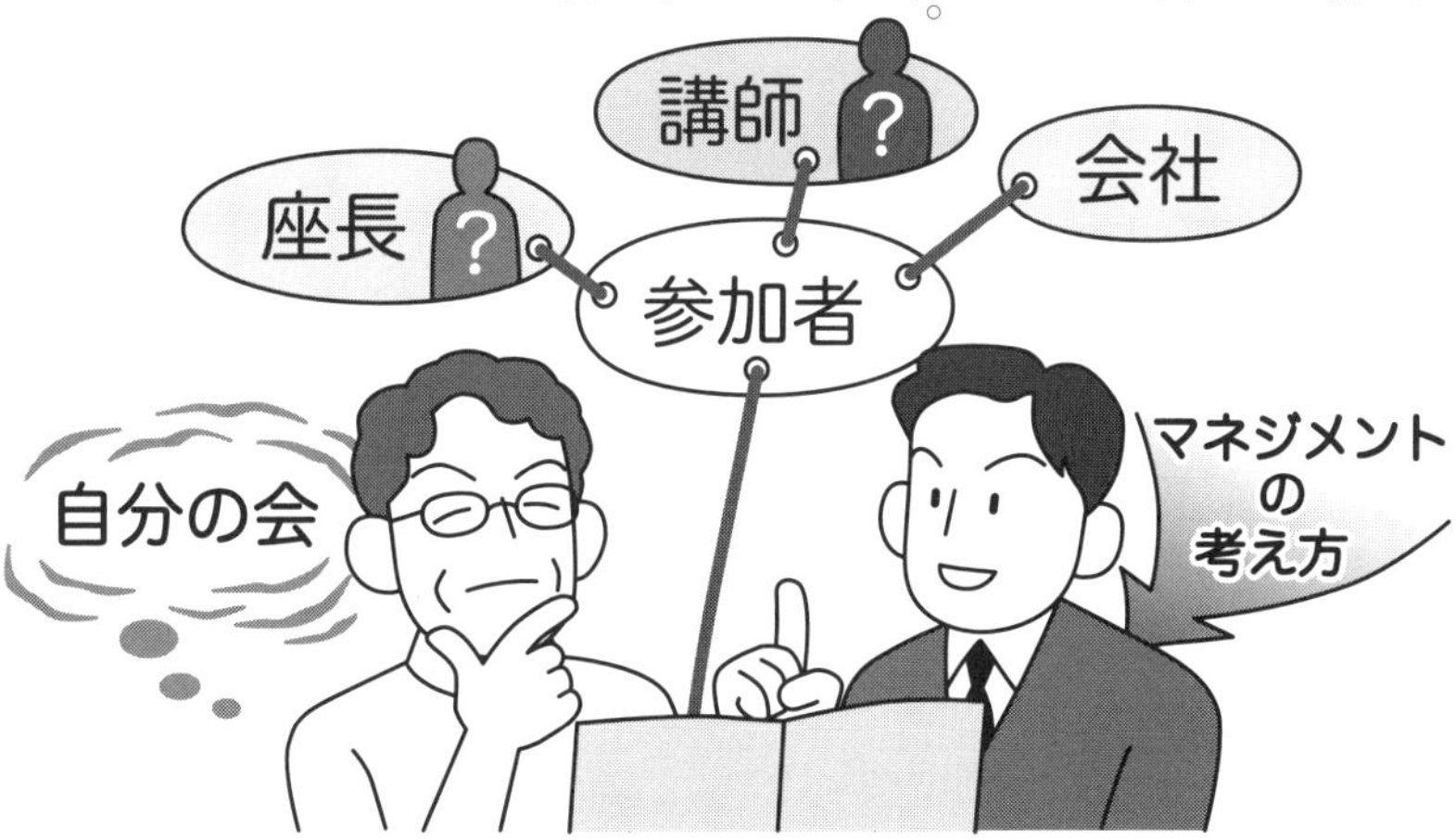

勉強会開催への道

立ち上げのフェーズから次のフェーズ：外への活動に広がっていきます。

講師案を選定し、いよいよ本人に打診する際には、座長から一筆推薦状をもらいましょう。座長と講師が既知であれば不要かもしれませんが、そうでなければこの推薦状が威力を発揮します。並行して講師を担当している社員とも連絡をとり、会の趣旨とゴールを伝えるなど、同僚も味方につけることが大切です。これで座長・講師・講師担当の同僚MRなどステークホルダーが揃いました。企画推進中はとりわけ「報・連・相」を密にするのが賢明です。

講師への打診と並行して、開催日時を決め、会場を確保します。自分が招へいしたいターゲットドクターが参加しやすい日時も検討しましょう。地域ごとに休診日が異なりドクターが出やすい日はさまざまだと思いますので、招へいしたいドクター本人に直接伺っていいと思います。

会場の選定も座長と相談です。昔はホテルで勉強会と懇親会をセットにした形式がスタンダードでしたが、最近は営業所の会議室で弁当をつつきながら行う形式も珍しくなくなりました。社外で行う場合は複数から相見積を取ることで、コストを削減しつつサービスを良くすることが期待できます。企画の日時、参加予定人数、必要な部屋数（勉強会場、情報交換会場、講師控え室など）を相談しましょう。また、会の案内先も座長と相談しながら決めていきます。自社のターゲットドクターを一覧表にしてたたき台とし、座長が追加で案内したいドクターがいれば追加し、案内しなくていいドクターは削除します。さて、座長と講師、日程・場所、案内先が決まれば案内状の作成です。案内状は座長と講師の確認をとってから配布を始めます。案内状には座長の推薦文があればなお良いでしょう。座長から推薦された人に限定して案内しているという特別感を醸し出せれば、普段は会に参加しないドクターも腰を上げようという気持ちになるかもしれません。

当日の運営に関しては、事前に所長や同僚にサポートを依頼しておきましょう。当日は座長と自分は全体統括を、そして前座の製品説明係、受付係、誘導係、お茶やお弁当を配布する係など、適宜必要に応じて人員を配置します。講師に随行してくるMRも戦力になります。会が無事終了したら、参加者に感想を伺い、そのフィードバックを持って座長と講師にお礼に上がれば、きっと「次回もやろう」ということになると思います。

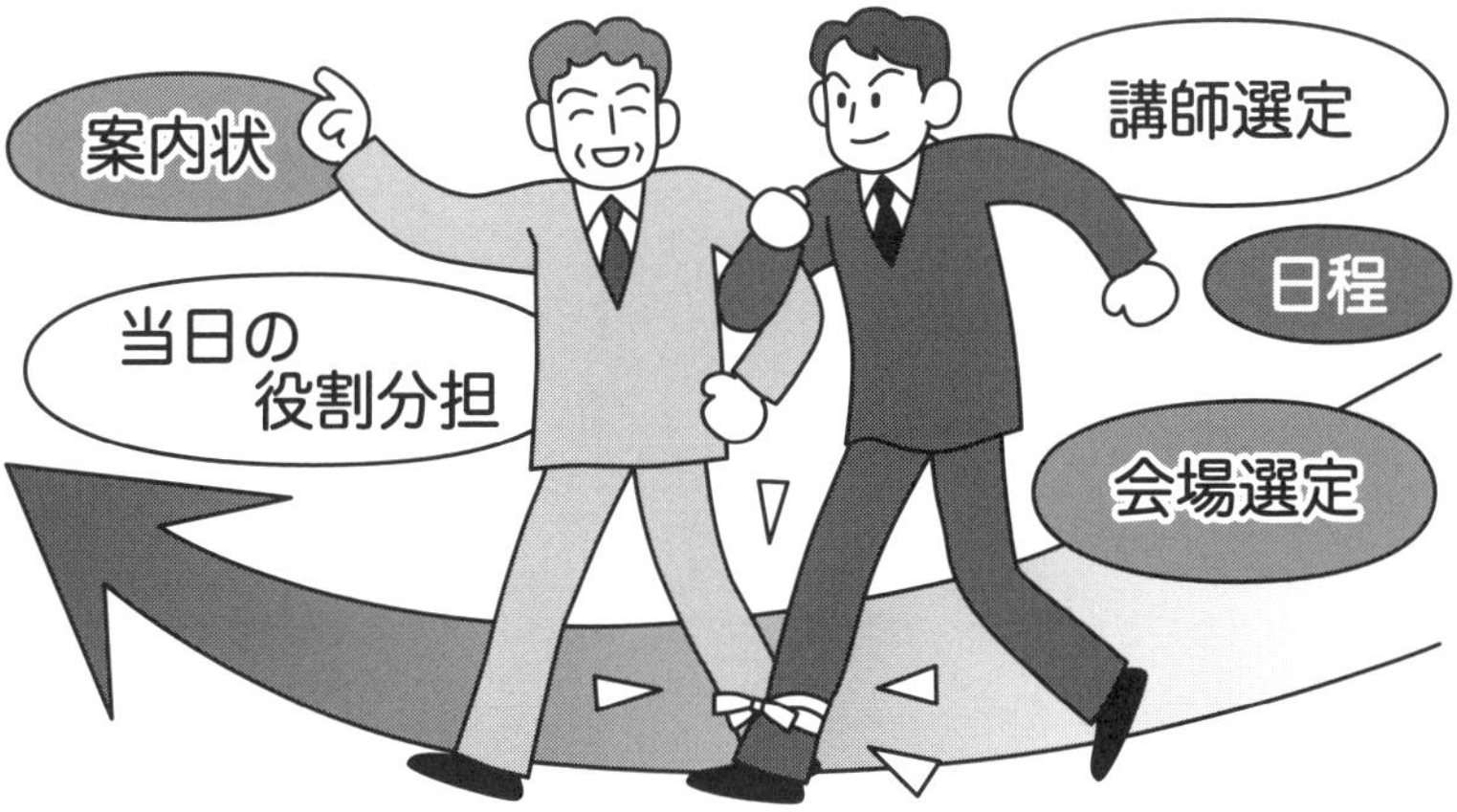

講演会の企画

ここでは市中のホテルなど外部の会場で、多数のドクターを招いて講演するプランを講演会と定義します。先に述べた勉強会と異なるのは、複数回実施するのではなく単発企画であること、会の運営規模が営業所単位、支店単位など大きくなること、ホテルなど外部の人との折衝作業が加わることです。講演会には自社主催形式と、たとえば医師会など他の団体との共催形式があります。

医師会と共催で、新製品の発売記念講演会を行うプランを立てるとしましょう。主なゴールは新製品の認知度アップと処方促進、それにターゲットドクターを座長や講師、パネリストに据えてコンタクトを強め、慰労会でコミュニケーションを良くする副産物も期待します。時系列に沿って見てみましょう。

社内承認が下りたらまず都道府県医師会・郡市区医師会に共催での開催打診をします。ドクターは医師会の講演会に出席すると日本医師会生涯教育制度の単位が取れるので、参加するモチベーションが上がるでしょう。

座長と講師の選びかたは勉強会と同様で、決まったら次はパネリスト選定です。新製品の発売記念講演会という晴れ舞台なので、役割のあるドクターは多いほどwin-winとなります。ドクターにとっては自分をアピールする場になりますし、自社にとってはそれらドクターとのコンタクト強化に繋げることができます。人選は開催3ヵ月前くらいまでに済ませ、役割のあるドクターが国公立病院等に所属している場合、施設に書類を提出する必要があるかどうかも確認しておきましょう。

並行して会場の確保も進めましょう。開催3ヵ月前にはホテルに問い合わせ、複数の候補地を仮押さえしておくと安心です。また、遠方の講師に来ていただくことを想定し、宿泊用の部屋を押さえておくことも忘れずに。特に地方都市の観光シーズンは部屋が取れなくなるので注意が必要です。

役割のあるドクターが決まれば案内状の作成に取り掛かります。ドクターの興味を惹くテーマを検討し、座長、講師をはじめ役割のあるドクター全員の確認を取ってから配布します。セミクローズドな勉強会と異なり、オープンな発売記念講演会なので、案内先は広くあまねく配布するとよいでしょう。開催1ヵ月半前にはターゲット先に優先案内し、直前には参加状況を見つつ、卸ＭＳに案内状を託すことも検討します。

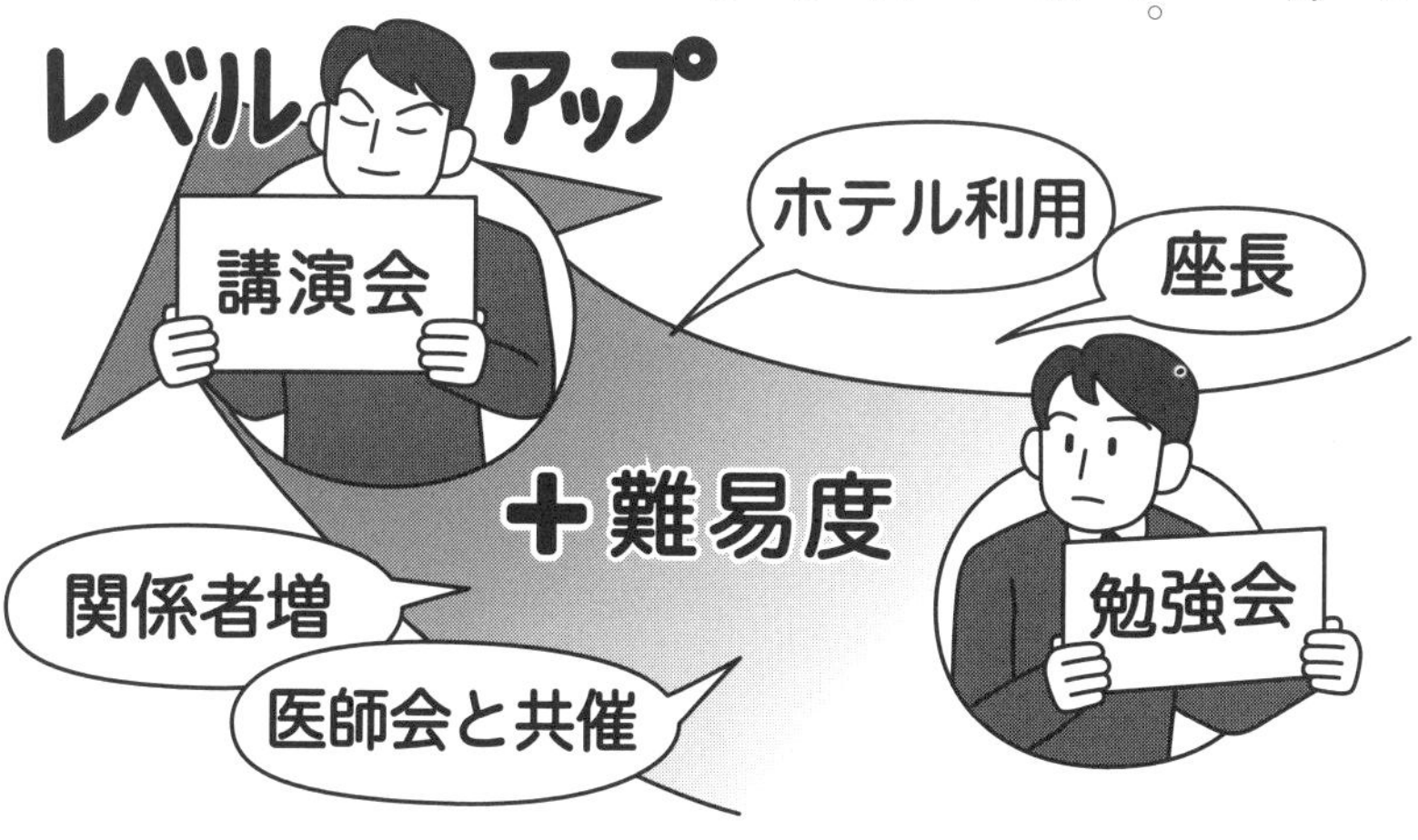

講演会の運営

社内では講演会の運営準備を進めますが、まず当日にマンパワーがどれだけ必要なのかを試算します。規模にもよりますが、機材運搬係、受付係、誘導係、座長・講師・パネリスト対応係、配車係などが必要です。機材は必要に応じてですが、ノートパソコン、プロジェクター、レーザーポインター、芳名録、文房具一式、ICレコーダー、デジタルカメラ、ビデオカメラなどを準備します。

ホテルの会場担当者との打ち合わせも詰めていきます。会場がスカスカとかパンパンにならないよう、参加予定人数に応じて会場の机の数と配置を検討します。場合によっては机無しで椅子のみという選択肢もあるでしょう。役割のあるドクターには控え室を用意し、打ち合わせの時間帯によっては飲み物や軽食を揃えます。講演会終了後に情報交換会を行うならば、会場間の誘導手配やテーブルの配置、料理・飲み物の種類と数量、ビールの銘柄など細かな点についてひとつずつ決めていきます。乾杯の発声や中締めの挨拶の人選は、座長と相談するのが無難でしょう。地元医師会長や地元大学病院の教授が適任です。

当日は開始1時間半前には会場入りし、ホテルの担当者に挨拶と段取りの最終確認をします。機材のセッティング、動作状態、講師控え室と講演会場、情報交換会場の動線を確認、講演会場の照明装置、音響設備、エアコンの効き具合を調節します。荒天の場合は交通状況の確認と、傘立てやコートかけなどを用意します。受付の準備が済んだら来場するドクターに配布する資料を作ります。製品のパンフレットとメモ用紙、ボールペンを同封するのが一般的ですが、講師やパネリストのプロフィールがあるとなお良いでしょう。開場したら入場者数を見ながら開始時間のタイミングを計ります。

講演が始まったら照明、温度、席の配置など会場の状態に気を配ります。受付での私語は意外と会場内に聞こえますので注意しましょう。講演が終わりに近づいたら、芳名録を持参し座長と情報交換会での乾杯の発声をどのドクターにしていただくのかを決定します。事前に予定していたドクターが参加していても、当人が急遽退席するケースを想定し、候補は2人準備したほうが安心です。講演が終わったら情報交換会への誘導に配慮し、帰るドクターは玄関まで見送りましょう。タクシーが見えなくなるまで見送り、そして日が浅いうちにフォローに伺いましょう。

昨年、日本で旧プロパー時代を含め、MRが誕生して100年を迎えましたが、現在のMR活動は今後も変わらない部分と今こそ変えるべき部分が混在しています。「これまでこうだったから」と前例を踏襲し思考停止になるのではなく、ゼロベースでドクターや薬剤師にとってのベストは何かを常に考えチャレンジし続ければ、ドクターや薬剤師に求められるMRとして成長し続けることができると確信します。本著でご紹介したマネジメント思考が少しでもお役にたてれば望外の喜びです。【完】

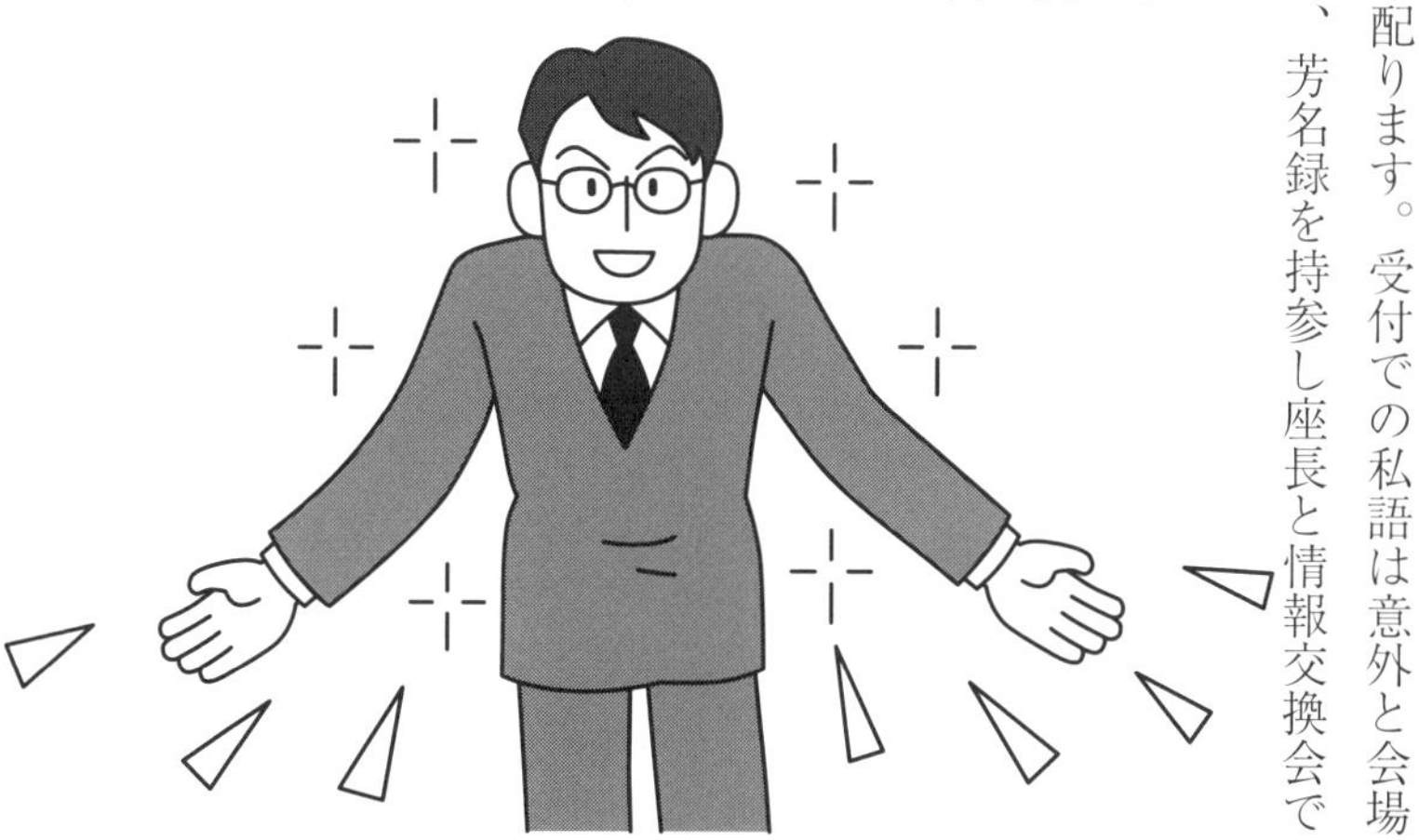

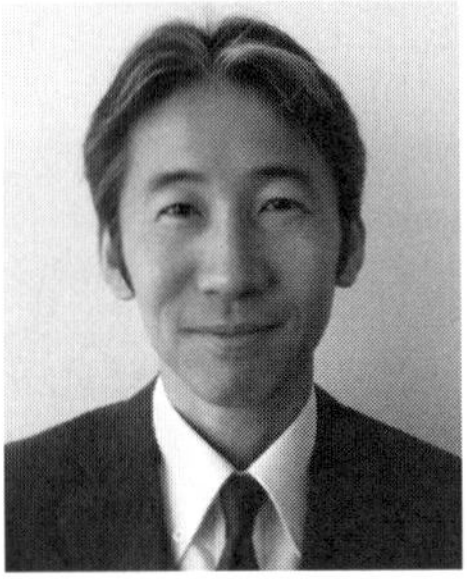

<著者略歴>

瀬川　融（せがわ・とおる）

1972年東京都生まれ。1996年早稲田大学人間科学部卒。2001年米国クレアモント大学院大学ピーター・F・ドラッカー経営大学院修士課程修了（MBA）。外資系製薬会社にてMRとして診療所、中小病院を担当後、米国留学。ピーター・F・ドラッカー教授の理念を受け継ぐ教授陣から「マネジメント」を学ぶ。帰国後は降圧剤のプロダクトマネジャーを務め、その後MRとして基幹病院、大学病院を担当し、退社。医療の現場を知るために、医療法人にて病院経営改善に参画。ベッド数増床に伴う種々のプロジェクトに携わる。現在は外資系製薬会社の広報部に属し、「MR活動を知る広報マン」として、社内コミュニケーションに関わる様々なプロジェクトに取り組んでいる。

著書に『勝ち組MRになるための条件』『MR進化論』『MR進化論2』（医薬経済社）がある。連絡先：segawatr@hotmail.com

MR進化論ゼロ
MBA思考は勝ち組MRへの道標

2013年9月9日初版発行

著　　者　瀬川 融
発 行 者　茂木 静
発 行 所　㈱医薬経済社
〒103-0023　東京都中央区日本橋4－3－1 サカエ日本橋ビル
TEL：03-5204-9070
URL：http://www.risfax.co.jp
イラスト　安良岡 和美
印　　刷　三美印刷株式会社

ISBNコード：978-4-902968-45-3